Thomas Klein

Energieverlust und Krankheit durch Zahnherde

Wie Herderkrankungen entstehen und überwunden werden

Ein Wegweiser
zu Selbsthilfe und Heilung

Hygeia-Verlag

THOMAS KLEIN: *Energieverlust und Krankheit durch Zahnherde.*
Wie Herderkrankungen entstehen und überwunden werden.
Hygeia-Verlag Dresden
1. Auflage 2004
2. Auflage 2005
3. erweiterte Auflage 2007
4. neuverfaßte und aktualisierte Auflage 2011

Dieses Buch wurde sorgfältig erarbeitet. Dennoch übernehmen Autor und Verlag für die Richtigkeit von Angaben und Empfehlungen sowie für eventuelle Druckfehler keinerlei Haftung.

www.hygeia.de

Die Natur versteht keinen Spaß,
sie ist immer wahr, immer ernst,
immer strenge, sie hat immer recht,
und die Fehler und Irrtümer
sind immer des Menschen.

GOETHE

Es ist die Pflicht jedermanns, der eine Lehre
als wahr, wichtig und hilfreich erkannt hat,
sein Möglichstes zu tun, um sie zu verbreiten.

HERBERT SPENCER

Inhalt

Energieverlust und Krankheit durch Zahnherde

Ein erträgliches Alter
ist nur mit gesunden Zähnen möglich.

MAX DAUNDERER

Das Buch *Energieverlust und Krankheit durch Zahnherde* ist erstmals im Jahre 2004 erschienen. Für die vierte Auflage wurde es vollkommen neu geschrieben und erweitert. Die Kapitel über Gebißverfall und den Erhalt gesunder Zähne sowie über Fluoride und toxische Dentalmaterialien werden nunmehr in zwei separaten Büchern behandelt.

Zahnherde entstehen meist durch Gebißverfall. Wie jedoch Karies und Parodontitis zu vermeiden sind, habe ich in meinem Buch *Gesunde Zähne* beschrieben. Tatsächlich ist es keinesfalls damit getan, zweimal täglich seine Zähne zu putzen. Entscheidend ist die richtige Ernährung, wenn man seine Zähne gesund erhalten und den ganzen Ärger mit Zahnbehandlungen und Zahnersatz vermeiden möchte. Dieses Buch erklärt, worin die Ursachen von Karies, Parodontitis und Parodontose bestehen, wie es zu Säureerosion und zur Abnutzung der Zähne kommt und wodurch Gebiß-

11

degeneration entsteht. Wer die Ursachen kennt, weiß, wie er weiteren Gebißverfall vermeiden und seinen gegenwärtigen Gebißzustand weitgehend erhalten kann. Auch können wir mit diesem Wissen unseren Kindern und Enkeln die Entwicklung eines schönen und gesunden Gebisses ermöglichen, frei von degenerativen Gebißveränderungen, unter denen heutzutage so viele leiden.

Doch den Wert eines gesunden Gebisses erkennen viele erst, wenn es bereits geschädigt ist, wenn sie unter Zahnweh und schmerzhaften Zahnbehandlungen leiden, wenn Zähne gezogen werden mußten, wenn nicht mehr richtig gekaut werden kann, wenn wiederholt teure Inlays, Kronen, Brücken, prothetische Aufbauten und Implantate zu bezahlen sind und die ständige Erneuerung des Zahnersatzes kein Ende nimmt. Und selbst jene Patienten, die bereits alle Zähne verloren haben, müssen Leiden und Scherereien noch lange nicht überstanden haben: Unerkannte Bakterienherde im Kieferknochen, drückende Prothesen, Entzündungen an den Druckstellen, unzureichende Haftung der Prothese. Auch können die Prothesen schlecht sitzen und bei Knochenschwund des Kiefers anfangen zu schaukeln. Deshalb ist man gut beraten, dieses Wissen zur Erhaltung eines gesunden Gebisses möglichst früh zu erwerben.

Gebißverfall führt auch zu Zahnherden, also zu kranken, sterbenden und toten Zähnen, zu Entzündungsherden durch fortgeschrittene Parodontitis, zu Bakterienherden und Störfeldern im Kieferknochen. Daraus ergeben sich Herderkrankungen, die nur selten in ihrer Ursache erkannt und durch Ursachenbeseitigung überwunden werden. So leiden viele Patienten in Unkenntnis ihrer Herde und deren Wirkungen an immer schwereren Erkrankungen, obwohl Heilung bei recht-

12

zeitiger Gebißsanierung möglich wäre. Die Unterdrückung der Symptome bei Fortbestehen der Krankheitsursachen bleibt unbefriedigend, am schlechten Gesundheitszustand des Patienten ändert sich nichts. Die ständige Vergiftung durch Arzneimittel macht alles nur noch schlimmer. Und so ist es kein Wunder, wenn Patienten mit Zahnherden und der Fehlbehandlung im Laufe der Jahre und Jahrzehnte immer mehr leiden und allmählich hinfällig werden, schließlich dem Siechtum verfallen und vorzeitig sterben.

Gebißverfall hat vielfach die Verwendung toxischer Dentalmaterialien zur Folge, wodurch der Körper anfangs unmerklich, jedoch zunehmend belastet wird: mit Quecksilber durch Amalgamfüllungen, mit Schwermetallen durch Dentallegierungen (vor allem bei Verwendung unedler Metalle und verschiedener Legierungen, wodurch elektrochemische Korrosion entsteht), mit Titan durch Zahnimplantate, mit toxischen Komponenten aus Kunststoffen und Klebstoffen, wenn diese nicht vollständig ausgehärtet und polymerisiert wurden. Außerdem kann die Pulpa durch aggressive Substanzen geschädigt werden. – Deshalb sollten nur verträgliche Dentalmaterialien verwendet werden. Bei der Wahl der richtigen Materialien hilft mein Buch *Schwere Erkrankungen durch Amalgam und andere toxische Dentalmaterialien, Gebißsanierung mit verträglichem Zahnersatz.* Dieses Buch zeigt, welch schwerwiegende Erkrankungen, teils mit bleibenden Schäden, sich aus der unmerklichen Belastung mit Schwermetallen und anderen giftigen Stoffen durch Zahnersatz ergeben können.

Auch sei auf mein Buch *Fluor – hochgiftig und gefährlich* hingewiesen. Es berichtet über Irrtümer und Trugschlüsse bei der Kariesprophylaxe mit Hilfe von Fluoriden sowie darüber, welch schwere Erkrankungen sich aus der alltäglichen und scheinbar unbedenklichen Fluoridaufnahme ergeben können: Die Enzymsysteme werden geschädigt und blockiert, Stoffwechselabläufe und der Hormonhaushalt gestört, die Alterung beschleunigt, geistiger und körperlicher Verfall bewirkt. Stark fluoridbelastete Menschen können mit dreißig Jahren aussehen, als wären sie fünfzig und sich fühlen wie Greise.

Fluorverbindungen reichern sich in allen Geweben und Organen an, besonders in Knochen und Zähnen, aber auch in Schilddrüse und Zirbeldrüse, in Bändern, Sehnen, Muskeln und Gelenken. Gefährdet sind das empfindliche Gehirn und das Nervensystem, Leber und Nieren. Zu den häufigsten Folgen gehören Arteriosklerose und Verkalkung der Blutgefäße, dadurch Bluthochdruck, erhöhtes Risiko für Herzinfarkt, Schlaganfall, Netzhaut- und Nierenschäden, vaskuläre Demenz (Senilität durch Verkalkung der Gehirnarterien), Alzheimer-Demenz und Verringerung der Intelligenz bei Kindern und Erwachsenen, bis hin zur Verblödung, Leberschäden, Immunschwäche, Infektanfälligkeit, Allergien und Autoimmunerkrankungen, Schädigung der Geschlechtsdrüsen und Unfruchtbarkeit, Faltenbildung und zunehmend greisenhafte Veränderung der Haut, Schilddrüsenstörung und zunehmender Ausfall der Zirbeldrüse, Schlafstörungen, Krebserkrankungen, Zahnfluorose und Gebißdegeneration, Knochen- und Skelettfluorose mit versprödeten und bruchanfälligen Knochen, mit deformierten Knochen und Knochenwucherungen (z. B. an Wirbeln und Gelenken, dadurch Einschränkung der Beweglichkeit bei besonders schweren Fällen, bis hin zur Verriegelung und Verschweißung der Gelenke und Verkrüppelung), Verkalkung der Knorpel, Bänder und Sehnen, dadurch Steifigkeit, Arthrose, Arthritis und Rheuma.

Fluoride sind ebenso wie Fluorverbindungen Speichergifte. Fluoridbedingte degenerative Veränderungen und Erkrankungen sind deshalb unheilbar. Wer einmal mit Fluor vergiftet ist, bleibt vergiftet. Deshalb muß die Fluoridbelastung lebenslang, von Kindheit an, minimiert werden. Die schwangere und stillende Mutter muß ihre Fluoridaufnahme verringern, um ihr Kind zu schützen. Da Fluorid auch das Erbgut schädigt, sollten Vater und Mutter möglichst früh in ihrem Leben beginnen, Fluoride und Fluorverbindungen zu meiden.

Soweit mögen die Hinweise auf jene Bücher genügen, die neben dem vorliegenden Buch *Energieverlust und Krankheit durch Zahnherde* entstanden sind und dieses ergänzen. Möge der Leser Gewinn aus der Lektüre dieses Buches ziehen und Zahnherde als verborgene Ursache vieler Erkrankungen und Leiden erkennen und die notwendigen Maßnahmen ergreifen, um seine Gesundheit und volle Leistungsfähigkeit wiederzuerlangen und lebenslang zu erhalten.

Einleitung

Kranke Zähne –
die Ursache vieler Erkrankungen

Niemand wird Krankheiten heilen können,
der nicht die wirklichen Ursachen kennt.

AURELIUS CORNELIUS CELSIUS

Professor Dr. WERNER BECKER, Präsident des Bundesverbandes der naturheilkundlich tätigen Zahnärzte in Deutschland, sagte einmal: „Rund 70 Prozent aller Erkrankungen an inneren Organen sind auf kranke Zähne zurückzuführen." [1] Dies mag übertrieben erscheinen, dennoch ist die Zahl der Patienten beträchtlich, die unter Herderkrankungen leiden. Beinahe jeder Patient mit schweren chronischen Erkrankungen hat einen oder mehrere Zahnherde. Bakterienherde in den Zähnen verschlimmern diese Erkrankungen und sie sind oft die Hauptursache oder zumindest eine der wesentlichen Ursachen. Doch die Patienten merken gewöhnlich nicht, von wo ihre Leiden ausgehen, weil die Herde selbst keine Schmerzen bereiten. Ärzte, die um die Gefahr von Zahnherden wissen, sind selten. Ansonsten gäbe es mehr Ärzte, die den Gebißzustand ihrer Patienten berücksichtigen und sie bei Herdverdacht an ganzheitlich orientierte Zahnärzte zwecks Diagnose und Herdbeseitigung überweisen würden.

Zahnherde können zu unspezifischen Symptomen führen wie Antriebsschwäche, Energieverlust, schnelle Erschöpfung bei körperlicher Anstrengung, Unwohlsein, Infektanfälligkeit, Immunschwäche, Migräne oder unerklärliche Schmerzen, aber auch zu schweren Erkrankungen wie Krebs, Alzheimer-Demenz, Arteriosklerose oder Nierenschäden (siehe Übersicht auf den Seiten 88 und 89).

Die weitverbreitete Unkenntnis über Zahnherde und deren Folgen führt dazu, daß diese unerkannt bestehen bleiben, meist jahre- und jahrzehntelang, daß sie degenerative Erkrankungen verursachen und die Gesundheit ruinieren. Bei rechtzeitiger und vollständiger Herdbeseitigung wäre jedoch Heilung möglich.

Die Unkenntnis über die wahre Natur von Herderkrankungen führt leicht zu Fehlbehandlungen, weil viele Ärzte dazu neigen, unbedingt irgendetwas unternehmen zu müssen und therapieren zu wollen, auch wenn sie die Ursache der Erkrankung nicht kennen. Doch diese zumeist medikamentöse Fehlbehandlung mit dem Ziel, die Krankheitssymptome zu unterdrücken, verschlimmert alles. Denn viele Arzneimittel sind hochgiftig und niemand kann gesund werden, indem er sich vergiftet. Arzneigifte, die einen kerngesunden Mann schwerkrank werden lassen, können einem Kranken niemals zur Gesundheit verhelfen. Wenn jemand bei Behandlung mit giftigen Arzneimitteln gesund wird, so nicht wegen, sondern trotz der Arznei. – Die ärztliche Kunst besteht vielmehr darin, die Ursache der Erkrankung zu erkennen und zu beseitigen. Und Herderkrankungen sind nur durch Herdbeseitigung zu heilen. Nur auf diese Weise kann der Patient genesen.

Aufgrund der weitverbreiteten Unkenntnis und Ignoranz gegenüber Zahnherden wissen wir nicht, wie viele Menschen wirklich an Herderkrankungen leiden und sterben. Denn auf dem Totenschein wird selten die wahre Todesursache vermerkt. Da heißt es: Tod durch Nierenversagen, Lungenentzündung oder Krebs, allerdings ohne Hinweis darauf, daß, wie so oft der Fall, Bakterienherde in toten Zähnen entscheidend diese tödlichen Erkrankungen verursacht haben. Auch hier sollte man dem Spruch des HIPPOKRATES folgen: „Suchet die Ursache hinter der Ursache." – Suchet also die wahre Ursache hinter der vermeintlichen. Und bei einer gründlichen Autopsie würde man oft auf Zahnherde stoßen, ebenso wie bei der gründlichen Untersuchung Schwerkranker in den meisten Fällen Zahnherde zu finden sind und bei vollständiger Herdbeseitigung oftmals wundersame Heilungen beobachtet werden können, sofern noch keine bleibenden Schäden eingetreten sind.

Was ist unter einem Herd zu verstehen? Ein Herd ist eine anhaltend krankhafte Veränderung an einem bestimmten Ort im Organismus, die über ihre nächste Umgebung hinaus Fernwirkungen auszulösen vermag, wobei der Herd die Erkrankung, Funktionsstörung und Degeneration entfernter Gewebe und Organe verursachen kann. Dabei muß der Herd selbst keine Beschwerden bereiten. Ein toter, wurzelbehandelter Zahn kann vollkommen unauffällig bleiben.

Wohl über neunzig Prozent aller Herde sind im Gebiß zu finden. Sie werden deshalb Zahnherde genannt. Zu ihnen gehören:
- *Kranke Zähne* (etwa infolge einer tiefen Karies mit Infektion der Pulpa durch Bakterien, die vom Kariesdefekt über die Dentinkanälchen in die Pulpa eingedrungen sind und eine Pulpaentzündung ausgelöst haben).

19

- *Sterbende Zähne* (z. B. durch eine irreversible Pulpitis aufgrund einer tiefen Karies).

- *Tote Zähne* (mit oder ohne Wurzelbehandlung, auch tote Zähne mit einer korrekten Wurzelfüllung werden bald von Bakterien besiedelt, sie werden zu einem Reservoir virulenter Fäulnisbakterien und streuen starke Verwesungsgifte in den Körper. Diese Bakterienherde bereiten früher oder später gesundheitliche Probleme und verursachen Erkrankungen).

- *Parodontitis* (Bakterienherde im Zahnhalteapparat). Die toxischen Stoffwechselprodukte der Bakterien belasten den Organismus.

- *Kieferostitis* (Entzündung des Kieferknochens, meist an Stellen, wo sich ein toter Zahn befunden hat und das umliegende poröse Knochengewebe von Bakterien infiziert wurde). Die dort entstehenden Verwesungsgifte wirken nervschädigend.

- Auch *Osteolyse* (Knochenauflösung) und *Osteonekrose* (Absterben der Knochenzellen und des Knochengewebes) können sich im Kieferknochen entwickeln, oft zusammen mit einer *Ostitis*. Übrig bleibt im Inneren des Knochens ein aufgeweichtes degeneriertes Knochengewebe, oftmals auch von Fäulnisbakterien besiedelt.

- *Wurzelbruchstücke* von abgebrochenen Wurzelspitzen, die beim Ziehen des Zahnes nicht entfernt worden sind.

- *Fremdkörper im Kieferknochen* (z. B. Metallsplitter, eine abgebrochene Exstirpationsnadel im Wurzelkanal oder der Metallstift einer Wurzelfüllung, der über die Wurzelspitze hinausragt und auf die Nerven im Kiefer drückt).

- *Störfelder* durch zu tief gesetzte Zahnimplantate oder überstopfte Wurzelfüllungen.

- *Störfelder* durch verlagerte, deformierte, zurückgebliebene oder nicht vollständig ausgebildete Zähne, durch Verengung des Kieferbogens, so daß ein Weisheitszahn auf die Nerven im aufsteigenden Kieferast drückt.

All diese Zahnherde können schwerwiegende Auswirkungen haben und große gesundheitliche Probleme bereiten. Schon allein ein einziger toter Zahn, sei er unbehandelt, gut oder schlecht wurzelgefüllt, kann die Gesundheit ruinieren und schwere Erkrankungen verursachen, schließlich zu Hinfälligkeit, Siechtum und vorzeitigem Tod führen.

Zahnherde wirken auf den Organismus auf verschiedene Weise:

1. *Neural* (über das Nervensystem, man spricht von einem Störfeld).
2. *Toxisch* (Bakteriengifte belasten den Körper, sie schädigen Gewebe und Organe, das Nervensystem sowie Enzym- und Hormonsysteme).
3. *Allergieauslösend* (Bakterienproteine führen zu allergischen Reaktionen).
4. *Schwächung und Blockade des Immunsystems*, das dann nur noch unzureichend seine Aufgaben erfüllen kann.
5. *Über Bakterien*, die aus dem Herd unbemerkt in den Körper streuen, sich in anderen Organen festsetzen und dort sekundäre Bakterienherde und Entzündungsherde bilden können, was wiederum entsprechende Erkrankungen nach sich ziehen kann.

Die Gesundheit läßt sich nur mit gesunden Zähnen bewahren. Bei Herderkrankungen ist die Sanierung des Gebisses und die vollständige Beseitigung aller Zahnherde erforderlich. Nur so kann wirkliche Heilung erreicht werden. Mitunter können durch Herdbeseitigung scheinbar unheilbare Krankheiten vollkommen verschwinden.

Wichtig ist außerdem, die Zahnherde rechtzeitig zu beseitigen, bevor irreparable Schäden entstehen. Bleiben Zahnherde unerkannt bestehen, wird die Ursache der Herderkrankung nicht behoben. Das Leiden nimmt kein Ende und verschlimmert sich mit der Zeit, nicht zuletzt auch deshalb, weil oftmals giftige Arzneimittel und schädliche Behandlungen verordnet werden, während die Krankheitsursache fortwirkt. Die Beschwerden und Krankheiten werden dann zu Unrecht auf das Alter geschoben oder als unheilbar bezeichnet.

Dem Zahnarzt JOHANN LECHNER ist mit seinem Buchtitel beizupflichten: *Gesunde Zähne – gesunder Mensch*, wenngleich anzumerken ist, daß gesunde Zähne allein nicht genügen, um die Gesundheit wiederzugewinnen und zu erhalten. Es müssen außerdem alle Lebensbedürfnisse erfüllt und alle lebensnotwendigen Nährstoffe in ausreichender Menge und Qualität und im richtigen Verhältnis zugeführt werden.

Das Wissen über Zahnherde und Herderkrankungen bedarf dringend der Verbreitung. Nicht nur Ärzte und Zahnärzte müssen darüber Bescheid wissen, es gehört zum Allgemeinwissen für jeden, der gesund und leistungsfähig bleiben möchte, der auch im Alter ein aktives und erfüllendes Leben führen möchte, anstatt sich leidend durchs Leben zu quälen.

Tod durch einen toten Zahn:
Der Fall Thomas Buddenbrook

Um eine Vorstellung davon zu erhalten, was tote Zähne bewirken können, sei auf THOMAS MANNS Roman *Die Buddenbrooks* verwiesen. Der Hauptakteur, Thomas Buddenbrook, war ein Mann in den besten Jahren, erfolgreich, diszipliniert und zielstrebig, Inhaber eines Getreidegroßhandelsgeschäftes, Senator der Stadt Lübeck. Doch ihn verließen zunehmend seine Kräfte. „ ... ein stark alternder ... Mann. Man fand, daß Thomas Buddenbrook verfallen aussah, während Gerda (seine Frau) sich in diesen achtzehn Jahren fast gar nicht verändert hatte. ... dieses Gesicht mit den geröteten Lidern ... es war an dem, daß Thomas Buddenbrook, achtundvierzig Jahre alt, seine Tage mehr und mehr als gezählt betrachtete und mit seinem nahen Tode zu rechnen begann."

„Sein körperliches Befinden hatte sich verschlechtert. Appetit- und Schlaflosigkeit, Schwindel und jene Schüttelfröste ... Er hatte begonnen, am Morgen sehr lange zu schlafen, obgleich er jeden Abend den zornigen Entschluß faßte, sich früh zu erheben ... Alle seine Kräfte nahmen ab ... Es kamen ihm seltsame und ahnungsvolle Vorstellungen. Einige Male befiel ihn bei Tische die Empfindung, daß er schon nicht mehr eigentlich mit den Seinen zusammensitze, sondern, in eine gewisse verschwommene Ferne entrückt, zu ihnen hinüberblicke ... "

„Die nervöse Pedanterie, die sich mit den Jahren seiner bemächtigte, verzehrte seine Tage. Gehetzt von fünfhundert nichtswürdigen und alltäglichen Bagatellen, die ... zu erledigen sein Kopf sich plagte, war er zu willensschwach, um eine vernünftige ... Einteilung seiner Zeit zu erreichen."

Buddenbrook verließ lange vor Schluß der Sitzung das Rathaus. Ich „kann minutenlang nichts sehen. Ich habe wahnsinnige Schmerzen ... Zahnschmerzen ... Ein Backenzahn ... Er ist natürlich hohl ... Es ist unerträglich ... Es war ein wilder, brennender und bohrender Schmerz, eine boshafte Pein, die sich von einem kranken Backenzahn aus der ganzen linken Seite des Unterkiefers bemächtigt hatte. Die Entzündung pochte darin mit glühenden Hämmerchen und machte, daß ihm die Fieberhitze ins Gesicht und die Tränen in die Augen schossen. Die schlaflose Nacht hatte seine Nerven schrecklich angegriffen. Er hatte sich eben beim Sprechen zusammennehmen müssen, damit seine Stimme sich nicht breche."

Der Dentist versucht den Zahn zu ziehen. Die Krone bricht ab. Die Wurzelreste müssen „vermittelst eines Hebels" entfernt werden. Zur Schonung von Patient und Dentist wird die Entfernung auf den nächsten Tag verschoben. „Was nun? Nach Hause und ruhen, zu schlafen versuchen ... Nach zwanzig Schritten befiel ihn eine Übelkeit ... Er vollführte eine halbe Drehung und schlug mit ausgestreckten Armen vornüber auf das nasse Pflaster. ... Er war aufs Gesicht gefallen. So lag er und so blieb er liegen, bis ein paar Leute herangekommen waren und ihn umwandten. ... Bewußtlos ... "

„Wie er aussah, ... als sie ihn brachten", „sein ganzes Leben lang hat man nicht ein Staubfäserchen an ihm sehen dürfen."

Thomas Buddenbrook lag im Bett. „Seine halboffenen Augen waren gebrochen und verdreht, ... gurgelnde Laute drangen dann und wann aus seiner Kehle."

„Der Senator starb. Er schluchzte zwei- oder dreimal leise,

verstummte und hörte auf, die Lippen zu bewegen ... seine Augen waren schon vorher tot gewesen."

„An einem Zahne ... Senator Buddenbrook war an einem Zahne gestorben, hieß es in der Stadt. Aber zum Donnerwetter, daran starb man doch nicht! Er hatte Schmerzen gehabt, Herr Brecht (der Dentist) hatte ihm die Krone abgebrochen, und daraufhin war er auf der Straße einfach umgefallen."

So weit die Schilderung eines Falles, wie ein Bakterienherd in einem toten Zahn einen Menschen allmählich zugrunderichten und schließlich töten kann, wenn nicht rechtzeitig dieser Herd beseitigt wird. Aufschlußreich ist ebenfalls die Geschichte Christian Buddenbrooks, des jüngeren Bruders: gebildet, jedoch wenig erfolgreich, da nicht belastbar, abgemagert und kaum arbeitsfähig, der „wegen schwankender Gesundheit ... seine letzte kaufmännische Tätigkeit" aufgegeben hatte. Er durchlitt „periodische Qual in seiner linken Seite" und „eine große Anzahl anderer Unzuträglichkeiten ... Oftmals, wie schon früher, versagten beim Essen seine Schluckmuskeln ... litt er an dem unbestimmten ... Furchtgefühl vor einer plötzlichen Lähmung seiner Zunge, seines Schlundes, seiner Extremitäten, ja sogar seines Denkvermögens. Zwar wurde nichts an ihm gelähmt, aber war nicht die Furcht davor beinahe noch schlimmer? ... Eine scheußliche Anomalie, die er in letzter Zeit an sich wahrgenommen hatte ... daß er an gewissen Tagen ... bei gewisser Witterung und Gemütsverfassung, kein offenes Fenster sehen konnte, ohne von dem gräßlichen ... Drange befallen zu werden, hinauszuspringen." – Auch hier deuten die beschriebenen Symptome auf Bakterienherde im Gebiß, womöglich verschlimmert durch eine Quecksilbervergiftung aufgrund von Amalgamfüllungen, die damals in Mode kamen und recht sorglos gelegt wurden. Ansonsten wäre es schwer zu erklären, wie ein Mann in den besten Jahren derart leiden kann.

Kapitel 1

Kranke, sterbende und tote Zähne

Gesundheit
erflehen sich die Menschen von den Göttern.
Daß es in ihrer Macht liegt,
sie zu bewahren, daran denken sie nicht.

DEMOKRIT

Professor Dr. LEOPOLD ALTMANN, früher Zahnarzt an der Universitätsklinik in Wien schreibt: „Es gibt keine kranken Zähne, sondern nur zahnkranke Menschen." – Doch dieser Satz ist genauer zu formulieren: Es gibt durchaus kranke Zähne, allerdings ist die Erkrankung nicht bloß auf diesen Zahn beschränkt, sondern erfaßt den ganzen Menschen. – Jeder, der schon einmal unter Zahnschmerzen gelitten hat, kann das bestätigen.

Die Erhaltung der Gesundheit ist nur mit gesunden Zähnen möglich. Wer seine Gesundheit verloren hat und sie wiedergewinnen möchte, muß sein Gebiß sanieren und alle Zahnherde entfernen lassen. Kranke, sterbende und tote Zähne führen früher oder später zu Herderkrankungen und ruinieren letztlich stets die Gesundheit. Zahnherde müssen rechtzeitig beseitigt werden, bevor bleibende Schäden und unheilbare Krankheiten entstehen.

Und der Toxikologe MAX DAUNDERER ergänzt: „Ein erträgliches Alter ist nur mit gesunden Zähnen möglich."

Auch der Zahnarzt ALEXANDER ROSSAINT schreibt in diesem Sinne: „Man kann zwar alt werden mit Herden, speziell mit kranken Zähnen, aber im Alter nicht gesund bleiben mit Herden."[1] – Doch auch wenn Herdträger und Herdkranke alt werden, so erreichen sie dennoch nicht das Alter, das sie ohne Zahnherde hätten erlangen können. Zahnherde verringern die Lebenserwartung, zum Teil beträchtlich, wie wir noch erfahren werden. Bakterienherde in toten Zähnen verkürzen nicht nur das Leben, sie machen es oft zur Qual, spätestens wenn sich degenerative Herderkrankungen entwickelt haben. Die Gesundheit geht früher oder später stets verloren, auch wenn es einigen trotz der Herde anfangs noch ganz passabel geht. Es dauert oft einige Zeit, bis degenerative Schäden offensichtlich werden und diese zu Beschwerden und Erkrankungen führen.

Die Erkrankung der Zähne

Zähne können auf vielfältige Weise erkranken, am häufigsten durch Karies.

Ein Kariesdefekt kann nur an Stellen entstehen, wo wiederholt und für längere Zeit Zahnbelag vorhanden ist. Dieser beherbergt stets Bakterien. Beim Verzehr von zucker- und stärkehaltigen Nahrungsmitteln gelangen gelöste Kohlenhydrate in den Mundraum und damit auch in den Zahnbelag, die von den Bakterien vergoren werden. Bei der Vergärung entsteht vor allem Milchsäure, welche die Zahnoberfläche entmineralisiert. Werden bald darauf wieder zucker- oder stärkehaltige Nahrungsmittel gegessen, ohne daß sich die Zahnoberfläche über die im Speichel gelösten Kalzium- und Phosphat-Ionen vollständig remineralisieren konnte, so erfolgt erneut eine Entmineralisierung: Die Zahnoberfläche wird zunehmend porös und geschädigt, bis sie mikroskopisch einbricht und allmählich ein kleiner Kariesdefekt entsteht (mehr über die Ursachen der Karies und die Möglichkeiten der Vermeidung in meinem Buch *Gesunde Zähne*).

Bleibt dieser winzige Kariesdefekt unbehandelt, geht die Entmineralisierung weiter und die harte Zahnsubstanz wird immer tiefer zerstört. Das zunächst noch kleine Loch wird größer und größer. Nach einiger Zeit wird das Dentin (Zahnbein), eine knochenähnliche Substanz, erreicht, das weicher ist als der äußerst harte Zahnschmelz, der den Zahn wie eine Krone vor Abnutzung und Entmineralisierung schützt. Im weicheren Dentin verläuft die Entmineralisierung und die Zerstörung schneller: Der Kariesdefekt erreicht schneller die Tiefe, Kariesbakterien können in die Dentinkanälchen eindringen und über diese in die Pulpa im Zahninneren gelangen.

Die Pulpa besteht aus Bindegewebe, Nervenfasern, Blut- und Lymphgefäßen. Normalerweise fließt die Flüssigkeit in den winzigen Dentinkanälchen von innen nach außen, von der Pulpa zur Dentinoberfläche. Bei einem Zuckerreiz kann sich die Strömungsrichtung umkehren, was es den Kariesbakterien erleichtert, in die Dentinkanälchen und schließlich in die Pulpa einzudringen. Dieser Reiz kann von außen durch zuckerhaltige Speisen und Getränke ausgelöst werden, vor allem durch klebrige Süßigkeiten mit einem hohen Zuckeranteil, aber auch von innen, wenn nach dem Verzehr von Zucker und Weißmehlerzeugnissen der Blutzuckerspiegel nach oben schnellt.

Die in die Pulpa eingedrungenen Kariesbakterien werden vom Immunsystem normalerweise sofort vernichtet, ohne daß der Betroffene etwas spürt. Doch die Karies frißt sich weiter in die Tiefe und es können immer mehr Bakterien in die Pulpa eindringen. Es kommt zur Infektion der Pulpa und zu ihrer Entzündung (Pulpitis). Der Zahn ist erkrankt. Die sich verschlimmernde Pulpaentzündung macht sich bald durch Zahnschmerzen bemerkbar. Bricht die Karies schließlich zur Pulpa durch, dringen Millionen von Kariesbakterien in die Pulpa ein, treiben die Entzündung immer weiter in die Tiefe der Pulpa und verursachen starke Schmerzen. Da die Immunabwehr überfordert ist, stirbt das Pulpagewebe ab (Pulpanekrose). – Der Zahn ist nunmehr tot und bereitet auch keine Schmerzen mehr. Doch der tote Zahn entwickelt sich zu einem Bakterienherd, der bald andere Beschwerden verursacht, sofern keine Wurzelbehandlung vorgenommen oder der Zahn gezogen wird.

Unbehandelte tote Zähne

Fäulnisbakterien besiedeln das abgestorbene Pulpagewebe und vermehren sich schnell. Sie zersetzen die tote organische Masse und bilden zunehmend hochgiftige Stoffwechselprodukte, die vom leblosen Zahn nach draußen dringen, über das Blut in den gesamten Körper gelangen und alle Organe belasten. Auch wenn der tote Zahn vorerst keine Beschwerden bereitet, kann die stete Belastung durch die Fäulnisgifte zu einer starken Beeinträchtigung des Wohlbefindens führen und schwere Erkrankungen verursachen, wenn dieser Zustand längere Zeit anhält.

Das Immunsystem ist außerstande, diese Fäulnisbakterien zu vernichten, weil die Abwehrzellen nicht in den toten Zahn gelangen. Auch Antibiotika sind zwecklos, weil die abgestorbene Pulpa nicht mehr durchblutet wird und somit die Antibiotika ebenfalls nicht in den Zahn transportiert werden. Außerdem werden Fäulnisbakterien schnell resistent gegenüber Antibiotika. Diese schaden nur dem Patienten.

Der Körper versucht sich der Flut an Fäulnisgiften zu erwehren, indem die Zahnwurzel abgekapselt wird. Trotz dieser Barriere dringen weiterhin genügend Fäulnisgifte in den Körper und belasten ihn. Unter Umständen sammelt sich aufgrund der Gewebeeinschmelzung Eiter an und die betroffene Kieferpartie schwillt an. Der Patient bekommt eine dicke Backe. Der Körper versucht sich zu helfen, indem der Eiter über einen Abszeß auf dem kürzesten Wege in die Mundhöhle abgeleitet wird. – Auf jeden Fall muß der tote Zahn gezogen oder verspätet eine Wurzelbehandlung durchgeführt werden.

Weitere Gründe für die Schädigung der Pulpa
und das Absterben der Zähne

Karies ist der weitaus häufigste Grund für das Erkranken und Absterben von Zähnen. Die Pulpa kann sich jedoch auch bei fortgeschrittener Parodontitis entzünden, wenn die Bakterien, die den Zahnhalteapparat zersetzen und an der Zahnwurzel immer weiter in die Tiefe gelangen, schließlich über die Dentinkanälchen der Zahnwurzel in die Pulpa eindringen. Im Endstadium der Parodontitis können die Bakterien sogar über die Wurzelspitze und den Wurzelkanal in die Pulpakammer einwandern. – Parodontitis läßt sich ebenso wie Karies mit gründlicher und regelmäßiger Gebißhygiene sowie mit naturgemäßer Ernährung verhindern.

Sekundär- und Spaltkaries. Die Pulpa kann auch durch Sekundärkaries infiziert werden. Wenn eine Füllung, ein Inlay oder eine Krone nicht perfekt abschließt und ein Riß besteht, können sich dort Bakterien ansiedeln und einen Kariesdefekt verursachen, der bei der klinischen Gebißuntersuchung oft unsichtbar bleibt und auch auf dem Röntgenbild nicht immer erkannt werden kann. Schließlich kann der Zahn absterben, entweder mit Zahnschmerzen oder manchmal auch unbemerkt.

Unfall und Überlastung. Ein Schlag auf den Zahn, etwa infolge eines Sturzes oder Unfalls, kann die Gefäße der Pulpa an der Wurzelspitze abscheren und den Stoffwechsel über Blut und Lymphe unterbinden, so daß die Pulpa abstirbt.

Zahnbehandlung. Beinahe alle Maßnahmen des Zahnarztes irritieren oder schädigen die Pulpa: die Präparation von Kavitäten oder das Beschleifen des Zahnes für Kronen, die Reinigung oder Trocknung der Kavitäten, die Abdrucknahme, das Einkleben von Inlays, Kronen oder Brücken, das Legen von Füllungen, Polituren, die Eröffnung und Vitalamputation der Pulpa bei tiefer Karies oder Pulpaüberkappung. Bei schwerwiegenden Schäden kann die Pulpa früher oder später absterben. Auch diagnostische Maßnahmen können die Pulpa irritieren.

Der Zustand der Pulpa vor und nach der Behandlung kann nicht oder nur in sehr eingeschränktem Maße vom Zahnarzt beurteilt werden, weder durch klinische Untersuchung und Röntgenaufnahmen noch durch Befragung des Patienten. Es entstehen praktisch mit jeder Behandlung Schäden ohne genaue Kenntnis über die Vitalität und den Zustand der Pulpa, über ihr Reaktions- und Regenerationsvermögen. Die Pulpa vieler behandlungsbedürftiger Zähne ist bereits vorgeschädigt durch Bakterieninvasion aufgrund von tiefen Kariesdefekten, durch Traumatisierung oder frühere Zahnbehandlungen. Jede Behandlung kann den Zustand einer ohnehin vorgeschädigten Pulpa verschlimmern.[2]

Auch wenn Zähne keine Beschwerden bereiten und frei von Symptomen sind, kann die Pulpa trotzdem geschädigt und erkrankt, ja der Zahn sogar schon im Sterben begriffen sein. Die Entzündung und Degeneration der Pulpa wie auch bakterielle Infektionen können vollkommen schmerzlos verlaufen. Akute und chronische Entzündungen der Pulpa bleiben oftmals lange ohne Symptome und mancher Zahn stirbt unbemerkt ab.[3]

Wenn ein Zahn längere Zeit Beschwerden und Schmerzen bereitet, so ist das ein Indiz für eine ernste Schädigung der Pulpa. Allerdings müssen Schmerzen oder die erhöhte Empfindlichkeit eines Zahnes nicht in jedem Falle durch eine Pulpaentzündung bedingt sein. Sie können auch andere Ursachen haben, etwa eine hohe Zuckerkonzentration an der Zahnoberfläche oder im Blut.

Am häufigsten ist die Irritation und Schädigung der Pulpa bei der Präparation infolge Vibration, Druck und Temperaturveränderung sowie durch Austrocknung. Kritisch ist die Präparation großer und tiefer Defekte, das Beschleifen eines Zahnes zu einem Kronenstumpf, die längere Präparation mit der Turbine bei hoher Umdrehungszahl und unzureichender Kühlung. Besonders heikel ist das Beschleifen der Schneidezähne, wo die Schmelz- und Dentinschicht zur Pulpa ganz dünn ist.

Die Pulparandzonen werden irritiert, wenn die Temperatur aufgrund der Präparation deutlich über 37° C steigt. Bei einer Temperatur von über 45° C kommt es zu irreversiblen Zell- und Gewebeschäden (Nekrose, Ausfällung von Proteinen). Das Dentin ist zwar ein schlechter Wärmeleiter und schützt so die Pulpa vor Überhitzung, doch bei tiefen Defekten und einer nur noch dünnen Dentinbarriere werden leicht kritische Temperaturen in der Pulpa erreicht, vor allem bei großflächiger Präparation. Bei Verwendung überhitzter Abdruckmasse werden bei einem Kronenstumpf in der Pulparandzone mitunter Temperaturen bis zu 53° C erreicht.

Außerdem erzeugt die Turbine einen Unterdruck, wobei die Odontoblastenfortsätze aus den Dentinkanälchen herausgezogen werden können.[4] (Die Odontoblasten sind jene Zellen, die von innen, von der Pulpa her, das unverkalkte Prädentin bilden, das allmählich verkalkt.) Durch Überhitzung werden die Odontoblastenfortsätze denaturiert und die Odontoblasten im Dentin können absterben.

Um einen Zahn vital zu erhalten und jede Schädigung der Pulpa zu vermeiden, muß der Zahnarzt die Präparation von tiefen Kariesdefekten und das Beschleifen der Zähne sorgsam durchführen und eine ausreichende Kühlung sicherstellen. Wird der Wasserstrahl zu stark abgesaugt, wird die Kühlung beeinträchtigt und die Pulpa kann geschädigt werden. Gegebenenfalls sind Pausen zum Abkühlen einzulegen. Gewiß verlängert sich dadurch die Behandlung und das Zeitbudget des Zahnarztes wird beansprucht. Doch an dieser Zeit darf nicht gespart werden. Notfalls sollte der Patient den Extraaufwand privat vergüten. Denn auch der beste Zahnersatz nützt nichts, wenn der tragende Zahn aufgrund der Behandlung abstirbt.

Bei der Präparation entsteht eine verdichtete Dentinoberfläche, so daß die Dentinkanälchen verstopft sind. Wird diese verdichtete Schicht durch Säureätzung entfernt, werden die Dentinkanälchen geöffnet und Bakterien können über diese eindringen, eine Entzündung der Pulpa und deren Degeneration auslösen. Diese Gefahr besteht besonders, wenn die Füllung undicht ist und Bakterien über die Spalten und Dentinkanälchen in die Pulpa gelangen.

Die Pulpa kann auch durch Druck geschädigt werden, etwa wenn eine Füllung in eine tiefere und größere Kavität gepreßt wird.[5]

Reinigungs-, Desinfektions- und Trocknungsmittel. Fast alle gebräuchlichen Mittel zur Reinigung, Desinfektion und Trocknung der präparierten Flächen irritieren mehr oder weniger die Pulpa:

- *Phenol* ist stark zelltoxisch, erhöht die Durchlässigkeit der Dentinkanälchen und wirkt hochgradig irritierend auf die Pulpa.
- *Silbernitrat* diffundiert rasch durch das Dentin und erreicht die Pulpa. Es wirkt stark irritierend, läßt die Odontoblasten im Dentin absterben und erzeugt als starkes Zellgift schwere Pulpaschäden und führt zu Entzündungsreaktionen. Es wird bis in das parodontale Weichgewebe verschleppt.
- *Eugenol* gilt als relativ pulpafreundlich.
- *Alkohol und Chloroform* wirken kurzzeitig, aber heftig. Sie wirken stark austrocknend auf das Dentin, denaturieren Proteine, schädigen die Odontoblasten und erhöhen die Durchlässigkeit des Dentins.
- *Wasserstoffsuperoxid* diffundiert rasch durch das Dentin, erzeugt Embolien und Risse in den Wänden der Blutgefäße, es stört die Blutzirkulation.[6]

Ätzende Mittel legen die Dentinkanälchen frei und entmineralisieren die Oberfläche. Die offenen Kanälchen erleichtern Bakterieninvasionen, wodurch chronische Pulpaentzündungen entstehen können.

Pulpaüberkappungsmittel (Kalziumhydroxid) wirkt an der Pulparandzone aufgrund seiner hohen Alkalinität nekrotisch, verursacht Gewebeveränderungen und Entzündungen, die allerdings meist wieder ausheilen. Die Bildung von Reparaturdentin wird angeregt, der Zahn kann unter günstigen Umständen vital erhalten und gerettet werden. Der Behandlungserfolg ist jedoch nicht sicher: Die Entzündung des Gewebes bleibt bestehen, verschlimmert sich und dehnt sich auf die restliche Pulpa aus. Der Zahn stirbt schließlich ab.

Füllmaterialien können kurzzeitig, bei ständiger Freisetzung toxischer Bestandteile auch dauernd schädigend auf die Pulpa wirken:

- *Silikate* enthalten rasch diffundierende Phosphorsäuren und andere Stoffe, die oft zu kurzfristigen Pulpaentzündungen führen. Da die Füllungsränder meist undicht sind, können Bakterien über die Spalten und offenen Dentinkanälchen in die Pulpa eindringen, diese infizieren und eine chronische Entzündung verursachen.

- *Phosphat- und Zinkphosphatzemente* enthalten ebenfalls Phosphorsäuren, die rasch abgebunden werden und deshalb weniger irritierend wirken, besonders wenn Kalziumhydroxid beigemischt ist. Es gibt zahlreiche pulpafreundliche Fabrikate.

- *Amalgam* kann durch Stopfdruck die Pulpa irritieren. Oft bestehen Spalten an den Füllungsrändern, über die Bakterien eindringen. Amalgam ist ein guter Wärmeleiter, wodurch bei tiefliegenden Füllungen die Pulpa bei heißen Getränken und Speisen irritiert werden kann. In welchem Maße Quecksilber-Ionen in die Pulpa diffundieren, hängt von der Dicke des Restdentins und der Unterfüllung ab. Es können Entzündungen am Pulparand und Pulpafibrose, die krankhafte Vermehrung des Pulpagewebes, ausgelöst werden.[7]

- *Kunststoffe und Komposit-Materialien* wirken je nach Zusammensetzung mehr oder weniger irritierend, sie können Pulpaentzündungen und Allergien verursachen. Sie bilden durch Schrumpfen undichte Ränder und ermöglichen das Eindringen von Bakterien in die Dentinkanälchen.

All diese chemischen Irritationen treffen die Pulpa oft im Anschluß an die physikalischen Irritationen infolge der Präparation. Im allgemeinen erträgt die Pulpa junger Menschen größere Schädigungen als die von älteren: Die jugendliche Pulpa kann sich leichter regenerieren.

Die Zahl der durch zahnärztliche Behandlung irreversibel geschädigten Zähne dürfte über längere Zeit betrachtet sehr hoch sein, wie Professor HUBERT SCHROEDER schreibt.[8] Das heißt, bei behandelten Zähnen besteht ein erhebliches Risiko, daß die Pulpa irreversibel geschädigt und der Zahn unheilbar erkankt ist, auch wenn er selbst keine Schmerzen und Beschwerden bereitet. So entsteht ein Herd. Stirbt der Zahn schließlich ab, verschlimmert sich die Herdwirkung.

Fast immer ist Karies die direkte oder indirekte Ursache für das Erkranken und Absterben der Zähne. Um das zu vermeiden, ist die Kariesverhütung von Kindheit an überaus wichtig (mehr darüber in meinem Buch *Gesunde Zähne*).

Es gehört zur zahnärztlichen Kunst, Zähne mit tiefer Karies so zu präparieren, daß sie möglichst vital bleiben. Schwierig wird das bei beginnender Pulpaentzündung. Der Zahnarzt JOHANN GEORG SCHNITZER empfiehlt dazu, das „weiche Dentin vorsichtig herauszupräparieren, auch wenn dabei die Pulpa angeschnitten wird." Und weiter: „Findet man dann die Pulpahöhle bereits leer vor, ist der Fall klar: Die Pulpa ist abgestorben ... und der Zahn ist für die Sanierung verloren und muß entfernt werden."

„Wenn noch Pulpagewebe vorhanden ist, so muß dessen Zustand näher untersucht werden. Man präpariert dazu mit einem hochtourig in der Turbine geführten, neuen (daher scharfen) Fräser einen glatten Anschnitt des Pulpengewebes, der möglichst rechtwinklig zur Lage der Pulpa geführt wird. (Zweck: eine möglichst kleine Anschnittfläche, und darunter eine möglichst gute Blutversorgung des Pulpagewebes.)"

„Sieht man nun (bei Verwendung der immer bei Präparationen zweckmäßigen optimalen mikrochirurgischen Vergrößerungshilfen) angeschnittene Blutkapillaren, aus welchen ein dünner Faden Blut austritt, so bestehen Aussichten, daß die Pulpa gerettet werden kann. Zunächst muß aber noch mehr Klarheit gewonnen werden. Das geschieht, indem man unter geduldigem sanften (kein scharfer Wasserstrahl darf die Pulpa verletzen!) Wegspülen des austretenden Blutes abwartet, bis die Blutung von selbst zum Stillstand kommt. Nunmehr legt man den Zahn trocken und trocknet mit einem sehr sanften Luftstrahl auch die Oberfläche der angeschnittenen Pulpa."

„Nun entscheidet sich endgültig, ob sie lebend erhalten werden kann: Bleibt die Oberfläche trocken, so ist die Pulpa gesund und kann anschließend überkappt werden. Sickert aber langsam eine meist wasserklare Flüssigkeit aus der Oberfläche hervor, so ist die Pulpa bereits infiziert und entzündet; der Zahn muß in diesem Fall entfernt werden."

„Manchmal ist auch nur das äußerste Stück der Pulpa infiziert und entzündet, während sie weiter innen noch gesund ist; das kann durch tieferes Präparieren und erneute geduldige Ermittlung ihres Zustandes herausgefunden werden."

„Die Überkappung eines gesunden Pulpaanschnittes beginnt man, sobald die Blutung zum Stillstand gekommen ist. Zunächst läßt man auf der Pulpaoberfläche ein dünn- bis dickflüssiges Kalzium-Kaseinat-Gemisch einwirken. Wenn man es nach einigen Minuten Einwirkung vorsichtig wegspült und eventuell nochmals auftretende Blutungen aus Kapillaren versiegt sind, wird die Oberfläche erneut sanft sauber gespült und vorsichtig mit Luft getrocknet."

„Jetzt kann ein für Pulpaüberkappungen geeignetes Material aufgebracht werden, welches dünnflüssig ist und bei Berührung mit Feuchtigkeit sogleich aushärtet. Beim Aufbringen darf keinerlei Druck auf die Pulpa entstehen, die sonst erneut zu bluten anfangen könnte."

„Blutungen unter einer aufgetragenen Pulpaüberkappung würden – ähnlich wie bei einer Gehirnblutung – zur Abdrosselung der Blutversorgung durch steigenden Innendruck führen, da sich die Pulpa in einer geschlossenen stabilen Kapsel befindet und sich daher selbst nicht ausdehnen kann. Deshalb ist es für das Gelingen von Pulpaüberkappungen und Pulpa-Vitalamputationen von entscheidender Bedeutung, daß die Anschnittstelle bei der Durchführung der Überkappung nicht mehr blutet und daß keine neue Blutung ausgelöst wird."

„Sind diese Voraussetzungen erfüllt, so ist der Dauererfolg

der Pulpaüberkappung oder -amputation praktisch sehr sicher. Sogleich nach dem Erhärten des Überkappungsmaterials kann dieses seinerseits mit einem guten neutralen Füllungszement (z. B. *Aqualox* – ein Carboxylat-Zement) überdeckt und der Zahn anschließend weiter bearbeitet werden."

„Dieses Verfahren funktioniert so gut, daß nach dem Verschwinden der Anästhesie meist nicht einmal Beschwerden an einem solchen Zahn empfunden werden. Man muß sich indessen vergegenwärtigen, daß sich der ganze beschriebene Ablauf auf einer Fläche von meist nicht mehr als einem Quadratmillimeter abspielt; erstklassige optische Hilfen und eine sanfte, sichere und ruhige Hand sind deshalb unentbehrlich."[9]

Das üblicherweise verwendete Kalziumhydroxid wird zum Schutz der Pulpa eingesetzt, um die Dentinbildung von innen her anzuregen. Kalziumhydroxid ist jedoch stark alkalisch, vermag die Pulpa zu verätzen und kann ihr irreparabel schaden, so daß die damit behandelten Zähne absterben können. Kalzium-Kaseinat ist dagegen schwach alkalisch und wirkt mild auf die Pulpa. Kalzium-Kaseinat war als *Reogan* im Dentalhandel erhältlich; aufgrund schwacher Nachfrage wurden Produktion und Vertrieb eingestellt.

Viele ganzheitlich orientierte Zahnärzte verwenden bei Überkappungen *Proxipulpine*, ein pulpaverträglicher Stoff, frei von Kortison und Antibiotika, er härtet aus und verschließt die verletzte Stelle vollständig. Anwendung bei Pulpaverletzungen, tiefer Karies und beginnender Pulpaentzündung, nicht jedoch bei stark entzündeter oder absterbender Pulpa. Die Erfolgsquote beträgt bei direkten Überkappungen über 99 Prozent, bei indirekten 99,9 Prozent.[10]

Die Wurzelbehandlung sterbender und toter Zähne

Sterbende Zähne können zwar nicht mehr gerettet, mit einer Wurzelbehandlung jedoch noch eine Weile als tote Zahnruine erhalten werden. Bei guter Wurzelfüllung ist ihr Erhalt noch über viele Jahre möglich. Allerdings können wurzelgefüllte Zähne früher oder später große gesundheitliche Probleme bereiten, auch wenn anfangs nichts bemerkt wird. Tote Zähne mit Bakterienherden bereiten selbst meist keine Beschwerden.

Ein sterbender Zahn mit starker Pulpaentzündung schmerzt meistens recht stark. Deshalb muß der Zahn mit einer Devitalisationspaste abgetötet werden. Diese enthielten bis vor kurzem Arsen, heute setzt man Formaldehyd und Phenole zu sowie Antibiotika (zur Bakterienbekämpfung) und Mittel zur Linderung der Schmerzen, die sich beim Absterben des Zahnes und infolge der Giftwirkung einstellen. Arsen und Formaldehyd gelangen auch in die Dentinkanälchen, diffundieren in das Dentin und in den Kieferknochen an der Wurzelspitze und lagern sich im Dentin und im Knochen dauerhaft ein. Dieses Giftdepot ist Quelle einer dauernden Belastung des Körpers mit Arsen, Formaldehyd und Phenolen.[11]

Ist der Zahn schließlich abgestorben, wird das tote Pulpagewebe mit einer Exstirpationsnadel möglichst vollständig entfernt und der Wurzelkanal ausgeweitet. Beim Ausräumen der abgestorbenen Pulpa können allerdings Reste der Devitalisationspaste in schwer erreichbaren Hohlräumen verbleiben. Ebenfalls verbleiben Giftstoffe in den Dentinkanälchen und im Dentin. Mittels Desinfektion sollen alle überlebenden Bakterien endgültig abgetötet werden. Anschließend wird der Hohlraum des Zahnes wieder gefüllt.

Doch die Bakterien in den Dentinkanälchen und in den vielen winzigen Verzweigungen und Nebenkanälchen der Wurzelspitze werden von den desinfizierenden Substanzen nur an der Oberfläche erreicht und abgetötet. Die Bakterien können in der Tiefe überleben und auch in einer gründlich desinfizierten Zahnruine bleiben mehr oder weniger kleine Bakterienkolonien erhalten.[12]

Außerdem verbleibt immer noch recht viel organische Pulpamasse in den Dentinkanälchen, in den Verzweigungen und seitlichen Nebenkanälchen der Wurzelspitze, oftmals die Hälfte der gesamten Pulpamasse, wodurch die überlebenden Fäulnisbakterien genug Nahrung finden, um sich wieder zu vermehren und den toten Zahn über kleine Spalten und die Dentinkanälchen nach und nach besiedeln zu können. Dabei wird die tote Pulpamasse zersetzt und es werden hochtoxische Stoffwechselgifte freigesetzt.

Selbst wenn der tote Zahn überhaupt nicht infiziert ist, was selten vorkommt, und absolut keimfrei ausgeräumt und wurzelgefüllt wird, können Bakterien bei Parodontitis über die Dentinkanälchen an der Wurzel in den toten Zahn eindringen, die erreichbaren Hohlräume besiedeln und dabei die tote Pulpamasse zersetzen.

Eine Wurzelfüllung kann unterschiedlich gelegt werden, wobei folgende Materialien verwendet werden:

1. Guttapercha. Feine Spitzen aus Guttapercha, einer gummiartigen Masse, werden in die Wurzelkanäle gestopft und verdichtet. Diese Spitzen enthalten toxische Zusätze wie Schwermetallsulfate, Kadmium und Trans-Polyisopren, mit denen Bakterien abgetötet werden sollen, damit diese nicht über die unvermeidlichen Ritzen und Spalten eindringen und Hohlräume im wurzelgefüllten Zahn besiedeln.

Mittels *thermoplastischer Guttapercha-Fülltechnik* (die Füllpaste wird durch Erwärmung formbar gemacht) können teilweise auch seitliche Wurzelkanäle und Verzweigungen ausgefüllt werden. Allerdings schrumpft die Füllmasse beim Abkühlen, so daß feine Risse und Spalten zur Zahnwand entstehen. Dort können sich später Bakterien einnisten.

2. Metallstift. Der Wurzelkanal wird mit einer winzigen Feile auf Normgröße ausgeweitet und es wird ein Metallstift einzementiert, der dem toten Zahn Halt geben und ihn vor Bruch schützen soll. Der Stift besteht meist aus Titan oder Kobalt-Chrom-Molybdän-Edelstahl, mitunter auch aus einer Goldlegierung mit einem hohen Palladium- oder Silberanteil. Oft besteht die Krone aus einer anderen Legierung, wodurch es zu elektrochemischer Korrosion kommt mit einer entsprechenden Schwermetallbelastung des toten Zahnes, des Kieferknochens und des Körpers. Auch die Edelmetall-Legierungen korrodieren.

Es besteht zudem die Gefahr, daß sich Bakterien in winzigen Spalten zwischen Zahnwand und Metallstift festsetzen. Denn der Zwischenraum kann nicht vollständig vom Zement ausgefüllt werden. Außerdem werden die seitlichen Wurzelkanäle kaum gefüllt. Diese bilden dann ein ideales Areal zur Besiedlung durch Fäulnisbakterien.

3. Zementpaste. Eine zementhaltige Paste wird in den Wurzelkanal gestopft, wo sie aushärtet. Durch unzureichendes Stopfen und beim Aushärten können sich aufgrund der Schrumpfung feine Spalten bilden, die ebenfalls von Bakterien besiedelt werden. Zu den Zusätzen dieser Zementpasten gehören je nach Fabrikat: Zinkoxid, Eugenol (synthetisches, toxisches Nelkenöl), Epoxidharze, Konservierungsstoffe (Dexamethason, Tetrajodthymol, Trioxymethylen, Formaldehyd, Jodoform, Perubalsam), Chlorphenol, Sulfonamide, Antibiotika, Kortisonzusätze, um Bakterien abzutöten und schmerzhafte Reaktionen zu unterdrücken. Zwecks besserer Sichtbarkeit bei Röntgenaufnahmen werden auch Schwermetalle zugesetzt. Meist wirken diese zelltoxischen Pasten bereits in kleinsten Mengen allergen.[13]

Bei wurzelbehandelten Zähnen wird die Zahnsubstanz, der umgebende Kieferknochen und der gesamte Organismus durch eine Vielzahl von Giften belastet: durch Verwesungsgifte, durch Rückstände der hochgiftigen Devitalisationspasten sowie durch toxische Bestandteile in den Wurzelfüllmaterialien. Hinzu kommen die Belastungen von früheren toxischen Dentalmaterialien, etwa die Quecksilberbelastung durch Amalgamfüllungen. – Die Kombination zahlreicher starker Gifte ist besonders verhängnisvoll, weil sich diese in ihrer Giftwirkung nicht nur summieren, sondern potenzieren können. So verstärkt Formaldehyd die Giftwirkung von Quecksilber etwa um Faktor 25 bis 100, weil der Körper zum Abbau des Formaldehyds Folsäure verbraucht, die zur Quecksilberentgiftung dann nicht mehr verfügbar ist.[14]

Da zwischen dem toten wurzelgefüllten Zahn und der Umgebung dauernd ein Stoffaustausch stattfindet, ist jeder tote Zahn ein Giftdepot, das den Körper unablässig belastet. Die Belastung ist abhängig von der verwendeten Devitalisationspaste, den Desinfektionsmitteln und dem Wurzelfüllmaterial und dessen toxischen Zusätzen. Hinzu kommen die frühere Belastung durch Schwermetalle sowie die überaus starken Verwesungsgifte der Fäulnisbakterien, deren Toxizität und Virulenz mit der Zeit immer weiter zunehmen.

Die Bakterien sind in den Dentinkanälchen und winzigen Ritzen vor den Abwehrzellen des Immunsystems geschützt.

Die Behandlung mit Antibiotika ist zwecklos, weil der wurzelgefüllte Zahn nicht durchblutet wird und diese Arzneigifte folglich nicht bis zu den Bakterienkolonien gelangen. Die Bakterien können also nicht abgetötet werden. Letztlich leidet nur der Patient bei einer Behandlung mit Antibiotika. Sein Körper wird belastet und geschädigt, sein Immunsystem geschwächt.

Der Körper kann sich lediglich passiv schützen und die ständige Giftflut aus dem toten Zahn eindämmen, indem an der Wurzelspitze ein Granulom gebildet wird, eine knotenartige Neubildung von Bindegewebe, das von Leukozyten und Lymphozyten zwecks ständiger Entgiftung stark infiltriert wird. Doch diese Barriere bietet nur einen unvollständigen Schutz. Die Giftstoffe durchdringen diese Barriere trotzdem, wenngleich langsamer.

Neben der toxischen Belastung besteht das Problem, daß die Wurzelfüllung richtig gesetzt sein muß, so daß sie weder über die Wurzelspitze hinaus ragt, noch daß vermeidbare Hohlräume verbleiben, wo sich Bakterien festsetzen können. Eine überstopfte Wurzelfüllung oder ein zu tief gesetzter Metallstift können zu einem Störfeld werden (Kapitel 4). All das erfordert vom Zahnarzt viel Sorgfalt und Geschick, und selbst bei den versiertesten Zahnärzten hält sich die Erfolgsquote in Grenzen.

Wenn 90 Prozent aller normalen Füllungen fehlerhaft gelegt sein sollen, wie Professor HANDKE von der Universität Berlin ermittelte, so dürfte die Fehlerquote bei der diffizilen Wurzelfüllung kaum niedriger sein.[15] Normalerweise werden nur 40 bis 60 Prozent, also etwa die Hälfte des Hohlraums ausgefüllt.[16] Es sind vor allem die seitlichen Wurzelkanäle und Verzweigungen, die kaum gefüllt werden können. Und es sind die winzigen Dentinkanälchen, die überhaupt nicht erreicht werden.[17] Fäulnisbakterien finden also selbst bei einer guten Wurzelfüllung immer noch genug tote organische Substanz vor, die sie zersetzen können: Auf einem Quadratmillimeter Querschnitt befinden sich im pulpanahen Dentin etwa 50 bis 60 000 Dentinkanälchen, im äußeren Manteldentin nur 8 bis 20 000 (bei einer Gesamtlänge von 4 bis 5 Kilometern pro Zahn). In den Dentinkanälchen befinden sich eine nährstoffreiche Flüssigkeit und die Fortsätze der Dentinoblasten, der dentinbildenden Zellen.

In der Regel wird jeder wurzelgefüllte Zahn von Bakterien besiedelt und beherbergt früher oder später Bakterienherde, selbst wenn er zum Zeitpunkt der Wurzelfüllung absolut bakterienfrei war und die Füllung bestens ausgeführt wurde. Die Bakterien können über die Dentinkanälchen der Zahnwurzel eindringen, besonders wenn der Zahnhalteapparat aufgrund einer Parodontitis infiziert ist.

Wenn ein Zahn nicht mehr gesund und vital erhalten werden kann, so stellt sich die Frage, ob eine Wurzelbehandlung vorgenommen werden soll, wie oft geraten wird. Soll eine tote Zahnruine noch für einige Jahre erhalten werden, auch wenn sie wahrscheinlich bald Bakterienherde beherbergt und die Gesundheit gefährdet? Wir kommen später auf die Beantwortung dieser Frage zurück. – Wenn die Entscheidung jedoch für die Wurzelfüllung fällt, so sollte diese möglichst gut durchgeführt werden, damit den Bakterien wenig Raum zur Besiedlung geboten wird. Dies ist entscheidend dafür, wie lange die Zahnruine erhalten werden kann, bis die Bakterienherde so viele Verwesungsgifte absondern, daß der tote Zahn gesundheitliche Probleme bereitet und gezogen werden muß.

Notwendige Maßnahmen zur Erhöhung
der Erfolgsrate bei der Wurzelfüllung

Bei normalen Wurzelfüllungen betragen die Erfolgsquoten etwa 50 Prozent, so behaupten es Zahnärzte, die sich besserer Methoden bedienen und damit höhere Erfolgsraten versprechen. Doch solchen Angaben ist mit Skepsis zu begegnen. Zunächst ist der Erfolg zu definieren. Genügt es, daß der wurzelgefüllte Zahn nach 2, 5 oder 10 Jahren noch vorhanden ist? Oder muß er auch frei von Bakterienherden und krankhaften Veränderungen sein? Welche Untersuchungsmethoden sind dabei anzuwenden? Genügen Röntgenaufnahmen oder sollten die verläßlichere Orotox-Dentalanalyse und die Cavitat-Ultraschalluntersuchung durchgeführt werden? – Der Wurzelkanalspezialist Professor PETER GULDENER aus der Schweiz schreibt in seinem Lehrbuch *Endodontologie*: „Ist der Patient nach durchgeführter endodontischer Behandlung beschwerdefrei, ... so ist die Behandlung für den Kliniker, keinesfalls aber für den Histologen als Erfolg zu bezeichnen." (Die Histologie ist die Wissenschaft von den biologischen Geweben und ein Teilgebiet der Anatomie und der Pathologie.) Mit anderen Worten: An jedem wurzelbehandelten Zahn kann der Histologe entzündetes Gewebe finden, in jedem Fall sind pathologische, also krankhafte Veränderungen festzustellen. In diesem strengen Sinne gibt es keine erfolgreichen Wurzelbehandlungen. Der Arzt REIMAR BANIS ergänzt folgerichtig: „Eine relativ unbedeutende, für den gesamten Körper nicht existentiell bedrohliche Entzündung (hat) relativ große bis gigantische Auswirkungen ... bis hin zur Mitauslösung einer Krebserkrankung."[18]

Bakterien besiedeln die unzähligen Dentinkanälchen, all

die winzigen Spalten und Hohlräume, sie bilden hochtoxische Stoffwechselprodukte und infizieren schließlich das umliegende Gewebe, was langfristig schwere degenerative Erkrankungen nach sich ziehen kann, selbst wenn dieser Zahn als unauffällig und erfolgreich wurzelbehandelt klassifiziert wird. Die Betroffenen können aufgrund schwerer Herderkrankungen hinfällig werden und schließlich sogar daran sterben, obwohl sie als Erfolgsfall in die Statistik eingegangen sind.

Die Feststellung einer Erfolgsquote ist also ein unsicheres Unterfangen. Die Ergebnisse trügen. Erforderlich ist eine ganzheitliche Betrachtungsweise: Die gezogenen wurzelgefüllten Zähne müssen genau untersucht werden, ebenso das Parodontalgewebe sowie das umgebende Knochengewebe, um eine wirklich aussagekräftige Beurteilung vornehmen zu können. Die Histologen werden dabei stets pathologische Veränderungen feststellen. – Mit jeder Wurzelbehandlung wird also ein Herd gesetzt, der früher oder später zu gesundheitlichen Beeinträchtigungen und Problemen führt. „Eine Zahnwurzelbehandlung, die keine Herde setzt, gibt es nicht."[19]

Wenn ein Zahn nicht mehr gesund und vital erhalten werden kann, muß sich der Patient entscheiden, ob er eine Wurzelbehandlung trotz der Risiken durchführen läßt oder ob er sich diesen toten Zahn lieber gleich ziehen läßt, um die daraus folgenden bakteriellen Belastungen und gesundheitlichen Gefährdungen von Anfang an zu vermeiden. Bei wichtigen Zähnen im Sichtbereich spricht mehr für die Wurzelfüllung und Erhaltung dieses Zahnes als lebose Ruine. In diesem Falle ist eine sorgfältige Wurzelbehandlung mit den besten Methoden durchzuführen, die möglichst wenig Hohlräume und organische Substanz für die Bakterienbesiedlung im toten Zahn beläßt.

Worauf kommt es bei der Wurzelbehandlung an? Zunächst ist es von Vorteil, zu einem ausgewiesenen Fachzahnarzt, einem Endodontologen, in die Behandlung zu gehen, der sorgfältig und gewissenhaft arbeitet und sich der besten Methoden bedient. Dazu gehört die Benutzung eines Gummituches (Kofferdam), das um den Zahn gespannt wird, damit keine Mundbakterien während der Behandlung in den Hohlraum der Zahnruine gelangen. Hilfreich ist die Verwendung von Lupenbrille und Operationsmikroskop, um möglichst alle größeren Nebenkanäle zu finden, die mit hochflexiblen Feilen ausgeräumt und ausgeweitet werden. Eine elektronische Längenmessung hilft bei der präzisen Arbeit, damit alle Wurzelkanäle bis an die Wurzelspitze genau präpariert werden.

Empfehlenswert ist die Sterilisierung der Wurzelkanäle mit Laser-Licht, wobei ein dünner Lichtleiter in den Wurzelkanal eingeführt wird. Verbliebene Pulpareste werden dabei verdampft und eventuell noch im Kanal vorhandene Bakterien abgetötet. Zum Teil können auch die seitlichen Wurzelkanäle desinfiziert werden, wodurch das Risiko der späteren Bildung von Bakterienherden reduziert wird. – Bei der Verwendung von Desinfektionslösungen besteht hingegen die Gefahr, daß diese nicht bis ganz nach unten in die Spitze gelangen, so daß der Wurzelkanal nicht in der vollen Länge keimfrei wird und auch die seitlichen Wurzelkanäle nicht erreicht werden.

Um eine möglichst dichte und wandständige Füllung, zumindest in allen größeren Wurzelkanälen, zu erreichen, wird vielfach der Einsatz einer thermoplastischen Guttapercha-Füllungstechnik empfohlen. Allerdings besteht infolge der Schrumpfung beim Abkühlen die Gefahr der Bildung winziger Spalten. Nachuntersuchungen und Röntgenaufnahmen sollten nach 6, 12 und 24 Monaten vorgenommen werden. Sind auf dem Röntgenbild auch nach zwei Jahren pathologische Veränderungen zu erkennen, ist gegebenenfalls die Prozedur zu wiederholen und die Wurzelfüllung zu erneuern.

All diese Maßnahmen verringern die Wahrscheinlichkeit von späteren Komplikationen. Bei sorgfältiger Arbeit wird organische Substanz weitestgehend aus den großen Wurzelkanälen entfernt, was den Bakterien weniger organische Substanz zur Verwesung bietet.

Am Geld für eine gute Behandlung sollte nicht gespart werden, da diese Ausgaben gering sind gegenüber den teuren Kronen, Brücken und Aufbauten, die verloren sind, wenn der Zahn später gezogen werden muß. Die Güte der Wurzelfüllung entscheidet darüber, wie lange der Patient ohne größere gesundheitliche Beeinträchtigung mit diesem toten Zahn leben kann. Trotzdem sollte sich der Patient auch bei einer guten Wurzelfüllung stets der Gefahren bewußt bleiben, die aus einem wurzelgefüllten Zahn erwachsen: Der Zahn ist ein Giftdepot und früher oder später infiziert, wodurch der Körper mit starken Verwesungsgiften belastet wird. Selbst der perfekt wurzelgefüllte Zahn ist eine Zeitbombe, die irgendwann hochgeht. Das passiert nicht plötzlich, sondern allmählich und kaum merklich, wenngleich sich der Gesundheitszustand des Patienten schlagartig verschlechtern kann, sobald der Körper diesen Giftbelastungen nicht mehr standzuhalten vermag.

Eine Wurzelfüllung ist somit eher als gefahrvoller Notbehelf zu betrachten und weniger als verträglicher und dauerhafter Zahnersatz. Eine Zahnlücke ohne gesundheitliche Beeinträchtigung ist gewiß besser als ein wurzelgefüllter Zahn, der im Laufe der Zeit die Gesundheit ruiniert. Hingegen kann eine optimale Wurzelbehandlung an einem wichtigen Zahn im Sichtbereich angeraten erscheinen. Allerdings dürfen Ästhetik und Erhaltung der Kaufähigkeit niemals zu Lasten der Gesundheit gehen. Die regelmäßige Nachkontrolle alle sechs Monate durch einen ganzheitlichen Zahnarzt ist notwendig, um diesen wurzelgefüllten Zahn jederzeit entfernen zu können, sobald die Belastung durch Bakteriengifte zu groß wird und der tote Zahn gesundheitliche Probleme bereitet.

Die Wurzelspitzenresektion

Häufig setzen sich Bakterien an der Spitze wurzelgefüllter Zähne in den nicht oder nur unzureichend ausgefüllten Wurzelkanälen fest. Die tote organische Masse in den ungefüllten Wurzelkanälchen verwest und der Körper wird stark mit Fäulnisgiften belastet. Diese Bakterienherde bleiben auf dem Röntgenbild unsichtbar, selbst wenn der Patient unter starker Giftbelastung und unter schweren Herderkrankungen leidet, meist ohne deren Ursache zu erahnen. Denn der tote Zahn schmerzt nicht. Erst, wenn die Wurzelspitze und das umgebende Knochengewebe durch die Bakterien stark geschädigt und aufgelöst sind, kann der Herd indirekt anhand seiner Zerstörungen auf dem Röntgenbild erkannt werden. Also erst im Endzustand kann der Herd gefunden werden.

Falls diese Herde nicht mehr mit einer erneuten Kanalbehandlung und Wurzelfüllung zu beseitigen sind, besteht die Möglichkeit, diese mit einer Wurzelspitzenresektion auszuräumen. Dabei erfolgt der Zugang auf die Zahnwurzel von außen durch den Kieferknochen. Bei dieser chirurgischen Maßnahme sollten etwa drei Millimeter der Wurzelspitze und der entzündete Bereich um die Wurzeln vollständig entfernt werden.

Diese Operation erfordert viel Sorgfalt und die Verwendung moderner Operationsmittel: ein dentales Operationsmikroskop, mikrochirurgische Instrumente, die Ultraschallpräparation der gekürzten Zahnwurzel sowie die Füllung mit kalziumsilikathaltigen Materialien. Mitunter werden beachtliche Erfolgsraten ausgewiesen, die nach ein bis sieben Jahren bei 87 bis 97 Prozent liegen sollen.[20] Andere Untersuchungen belegen eine hohe Mißerfolgsquote.[21]

Zunächst ist zu fragen, wie der Erfolg zu definieren ist? Die Vermeidung von Komplikationen ist noch lange nicht als Erfolg zu werten. Auch ist es irreführend, bei der Nachuntersuchung jeden Fall als Erfolg zu verbuchen, auf dessen Röntgenbild an der Wurzelspitze nichts Auffälliges mehr zu erkennen ist. Mit einer Resektion kann ein abgekapselter Herd an der Wurzelspitze geöffnet werden. Zunächst werden nach der Wurzelspitzenresektion die örtlichen Beschwerden abklingen und auf dem Röntgenbild wird eine Abheilung zu sehen sein, doch nach einiger Zeit können vermehrt Verwesungsgifte in den Körper dringen, falls keine erneute Abkapselung erfolgt. Der allgemeine Gesundheitszustand verschlechtert sich, der allerdings außerhalb der Betrachtung des Zahnarztes liegt. Schließlich geht der Patient mit solchen Folgebeschwerden nicht zum Zahnarzt. – Es ist jedoch irreführend, sich bei der Ermittlung von Erfolgsraten auf Röntgenbilder der Wurzelspitze zu beschränken, ohne den Zustand des gesamten Organismus zu berücksichtigen. Was nützt es, wenn einige Monate nach der Wurzelspitzenresektion auf dem Röntgenbild des betroffenen Zahnes zwar keine pathologischen Befunde festzustellen sind, der Patient jedoch später unter Gelenkbeschwerden, Rheuma oder Antriebsschwäche leidet? Wird der resektierte Zahn später dennoch gezogen, stellen sich mitunter wundersame Spontanheilungen ein, die gar nicht so wundersam sind, wenn man die Wirkung von Bakterientoxinen aus wurzelgefüllten Zähnen kennt.

Die Beseitigung eines Hauptherdes an der Wurzelspitze mag mitunter das Schlimmste verhindern und vorerst eine merkliche Besserung der örtlichen Beschwerden bewirken, doch Nebenherde im übrigen toten Zahn können weiterhin Toxine und virulente Bakterien freisetzen, in den Körper streuen und auf diese Weise schwerwiegende gesundheitliche Probleme bereiten.

Die Wirkung dieser Nebenherde kann sich im Laufe der Zeit verstärken, so daß die Wurzelspitzenresektion nur vorübergehend Linderung, jedoch keinen wirklichen und dauerhaften Erfolg bringt. selbst wenn die Operation perfekt ausgeführt wurde. Ein erfolgreich wurzelresektierter Zahn wird weiterhin als Herd wirken und kann schwere Erkrankungen verursachen, ja sogar zum Tode führen. Der Patient muß mit einer Wurzelspitzenresektion möglicherweise einen hohen Preis dafür bezahlen, daß er den toten und krankheitsverursachenden Zahn noch eine Weile behalten darf. Deshalb ist jeder wurzelresektierte Zahn nach wie vor als Bakterienherd zu betrachten, der die Gesundheit ruinieren und unter Umständen sogar lebensbedrohlich werden kann.

Die Entfernung der Wurzelspitze verringert die Festigkeit des Zahnes, der dann als Pfeilerzahn für eine Brücke unbrauchbar ist. Mitunter kommt es an der amputierten Zahnwurzel zu einem starken Knochenabbau.[22] Obendrein vernarbt die Operationswunde, wodurch ein Störfeld entstehen kann (Kapitel 4). Muß der Zahn schließlich doch gezogen werden, erschweren die Narben möglicherweise die Heilung. Auch kann der Kieferknochen an der Wurzelspitze geschädigt sein, was die Entwicklung einer Ostitis und Osteonekrose fördert (Kapitel 3). – Man tut also gut daran, seine Zähne gesund und vital zu erhalten, um nicht eines Tages vor der schwierigen Frage zu stehen, ob die Wurzelspitze eines toten Zahnes operativ entfernt werden soll.

Die Wurzelspitzenresektion sollte deshalb wohlüberlegt nur bei jenen Problemzähnen erfolgen, die für das Aussehen unverzichtbar sind, etwa bei Schneidezähnen. Und auch hier gilt: Regelmäßige Kontrolle, damit bei Entwicklung eines Herdes jederzeit eingegriffen und der Zahn gegebenenfalls gezogen werden kann, um die übermäßige Belastung des Körpers mit Verwesungsgiften zu vermeiden.

Die große Gefahr bei unbehandelten toten Zähnen und unerkannt kranken Zähnen

Zähne können auch unbemerkt absterben, etwa beim unvorsichtigen Beschleifen eines Zahnes, wobei die Pulpa einen Hitzeschaden erleidet und schließlich abstirbt. Der nunmehr tote Zahn bereitet dann keine Schmerzen und Beschwerden mehr und bleibt deshalb oft unerkannt und unbehandelt. Bakterien dringen in den toten Zahn ein und zersetzen das abgestorbene Pulpagewebe. Da mehr organische Substanz als bei einem wurzelgefüllten Zahn vorhanden ist und sich die Bakterien ungehindert ausbreiten und vermehren können, entstehen schnell große Mengen an Verwesungsgiften. Das führt dazu, daß sich das Befinden des Patienten recht schnell verschlechtert, daß lokale Symptome auftreten wie die Bildung eines Abszesses und eine Schwellung.

Verhängnisvoll wirkt sich auch Spaltkaries aus, etwa am

Rand einer Füllung oder einer Krone, die sich unerkannt in die Tiefe frißt, bis Kariesbakterien über die Dentinkanälchen in die Pulpa eindringen, diese infizieren und schließlich absterben lassen. Die Pulpitis verläuft anfangs unmerklich, eventuell nur begleitet durch eine erhöhte Empfindlichkeit des Zahnes. Wenn die Pulpa schließlich abgestorben ist, spürt der Patient nichts mehr und alles scheint wieder gut zu sein. Doch bald setzt die Verwesung massiv ein, ohne daß Zahnschmerzen auftreten. Der Körper wird fortan mit hochtoxischen Bakteriengiften in großen Mengen belastet, wodurch sich Befinden und Gesundheitszustand verschlechtern.

Problematisch dabei ist die allmähliche Zunahme der Giftbelastung, das allmähliche Schwinden der Abwehrkraft und des Kompensationsvermögens des Körpers, so daß sich der Patient an seine Beschwerden gewöhnt, an seine schlechtere Gesundheit, an sein abnehmendes Leistungsvermögen, und resignierend meint, das sei eben das Alter. Diese Patienten haben keine Vorstellung mehr davon, wie gesund sie sich trotz ihres Alters fühlen könnten, wenn sie frei von Zahnherden und Giftbelastungen wären. – Um das zu vermeiden, sollten verdächtige Zähne bei Kontrolluntersuchungen einem Vitalitätstest unterzogen werden.

Auch vitale Zähne können erkrankt sein und die gesundheitliche Verfassung des Patienten beeinträchtigen. Und nicht immer äußert sich eine Pulpaentzündung durch Schmerzen.

Die Wirkung von Fäulnisgiften
aus toten Zähnen

Bakterien zersetzen die abgestorbene organische Substanz in den Dentinkanälchen, in den nicht ausgefüllten seitlichen Wurzelkanälen, in Nebenräumen des Hauptkanals und in einer unzureichend gefüllten Wurzelspitze, in den winzigen Spalten zwischen Wurzelfüllmaterial und Zahnwurzel. Die Verwesung findet anaerob, also ohne Sauerstoff statt. Dabei bilden die Bakterien hochtoxische Stoffwechselprodukte, die in das umgebende Gewebe und schließlich in den ganzen Körper gelangen.

Zu diesen Verwesungsgiften gehören Schwefelwasserstoff, Putrescin, Cadaverin, Methylmercaptan und Thioäther (z. B. Dimethylsulfid, ein äußerst starkes Nekrotoxin).[23] Werden Versuchstieren kleinste Mengen Thioäther gespritzt, ergeben sich schwere Leberschäden, entzünden sich Gefäßwände, die Schleimhäute der Gelenke und die Muskeln. Alle Gewebe erleiden degenerative Schäden in Abhängigkeit von Dauer und Dosis der Belastung.[24] Es entstehen außerdem hochtoxische Verbindungen wie Indol und Scatol.[25] Diese schädigen Organzellen und die Zellen des Immunsystems.[26] All diese Verwesungsgifte belasten dauernd das Immunsystem, was sich langfristig in Abwehrschwäche und Infektanfälligkeit niederschlägt.[27] Auch die Wundheilung kann beeinträchtigt werden.[28]

Die Fäulnisbakterien im toten Zahn passen sich an ihr selbstgeschaffenes hochtoxisches Milieu an, wodurch die Bakterien mit der Zeit kleiner und aggressiver werden, einfach weil sich unter den gegebenen Bedingungen nur die virulentesten Bakterien durchsetzen: Die Verwesungsgifte des

Bakterienherdes im toten Zahn werden immer toxischer.[29] Je länger also ein Bakterienherd bestehen bleibt, desto stärker beeinträchtigt dieser die Gesundheit des Patienten. Schließlich entwickeln selbst kleinste Mengen an Bakteriengiften aufgrund ihrer extrem hohen Toxizität eine enorme Schadwirkung. Deshalb dürfen keine Bakterienherde im Gebiß geduldet werden, wenn man wirklich gesund bleiben möchte.[30]

Die bakteriellen Verwesungsgifte belasten die Enzymsysteme des Körpers und schädigen sie mit der Zeit.[31] Als Biokatalysatoren setzen Enzyme biochemische Reaktionen in Gang und steuern diese. Wird die Bildung von Stoffwechselenzymen beeinträchtigt, werden Lebensfunktionen gestört. Degenerative Erkrankungen entstehen und die Alterung wird beschleunigt. Da alles Leben an Enzyme gebunden ist, führen Enzymblockaden schließlich zum Erlöschen der Lebensfunktionen.

Werden die Enzymsysteme in den Mitochondrien, den Kraftwerken der Zellen, durch Verwesungsgifte im Laufe der Jahre geschädigt und schließlich funktionsuntüchtig, so daß die normale oxidative Energiegewinnung nicht mehr funktioniert und die Zellen auf den Gärungsstoffwechsel umschalten müssen, entstehen Krebszellen und mit ihnen ein Tumor. Bei Krebszellen sind die Enzymsysteme der Mitochondrien geschädigt, wodurch der Energiestoffwechsel entgleist. Verwesungsgifte aus Bakterienherden in toten Zähnen sind deshalb als krebsverursachende Gifte zu betrachten.

Die dauernde Belastung durch Bakteriengifte ist außerdem mit einer erhöhten Entzündungsneigung verbunden. Alle Gewebe und Organe können betroffen sein. Das kann zum Beispiel zu Rheuma und Arthritis führen, zur Entzündung der Blutgefäße, Arterien, Venen oder des Herzens. Chronische

Entzündungen ziehen wiederum degenerative Erkrankungen in den jeweiligen Organen nach sich.

Die Funktion des endokrinen Drüsensystems kann durch Bakteriengifte ebenfalls beeinträchtigt und damit der Hormonhaushalt gestört werden, was schwerwiegende Folgen nach sich zieht.[32] Dazu gehört die Störung der Funktion von Hirnanhangsdrüse, Schilddrüse, Bauchspeicheldrüse und Nebennieren.[33]

Desgleichen kann das blutbildende System durch eine chronische Herdbelastung beeinträchtigt werden. Zu den typischen Folgen gehören Anämie (Mangel an roten Blutkörperchen), Leukopenie (Mangel an weißen Blutkörperchen), Leukozytose, Lymphopenie (Mangel an Lymphozyten), Lymphozytose (erhöhte Lymphozytenzahl).[34]

Weiterhin können Bakteriengifte, namentlich Mercaptan, schwere Schäden an den Nerven und auch im Gehirn anrichten und sogar zu Multipler Sklerose und Alzheimer-Demenz führen. Nervenschäden sind deshalb so verhängnisvoll, weil sich Nervengewebe nur schwer oder gar nicht mehr regenerieren kann. Das Nervensystem ist vor solchen Schäden unbedingt zu schützen. Und das erfordert die Vermeidung von Verwesungsgiften aus toten Zähnen.

Ein weiteres Organ, das durch Verwesungsgifte bei Dauerbelastung geschädigt wird, ist die Leber, die andauernd Schwerstarbeit bei der Entgiftung zu verrichten hat. Versuchstiere, denen solche Verwesungsgifte regelmäßig gespritzt werden, erleiden je nach Dosis und Dauer dieser Vergiftung schwere Leberschäden, die schließlich zum Tode führen.[35]

Putrescin, Cadaverin und ähnliche Stoffe werden auch salopp als Leichengifte oder als Verwesungsgifte (Nekrotoxine) bezeichnet. Sie entstehen beim bakteriellen Abbau von

Proteinen, also auch bei der Verwesung von Fleisch. Aufgrund ihrer hohen Toxizität darf kein verdorbenes Fleisch gegessen werden: Fleischvergiftung kann lebensbedrohend werden. Diabetikern, die unter schwerwiegenden Durchblutungsstörungen leiden, droht das Absterben von Gewebearealen, besonders in Zehen und Füßen. Werden diese nicht rechtzeitig amputiert, ist mit dem Tod durch Sepsis zu rechnen, sobald Verwesungsgifte das Blut überlasten. Im toten Zahn ist die Masse toter organischer Substanz weitaus geringer und die Verwesung dauert länger, so daß ein wurzelgefüllter Zahn mit einem Bakterienherd nicht sofort tödlich wirkt, sondern den Körper schleichend über viele Jahre belastet, ihn schwächt, degenerative Erkrankungen verursacht und allmählichen Verfall nach sich zieht. Schließlich kann jedoch auch ein toter Zahn zum Tode des Patienten führen. Nur dauert das zumeist viele Jahre.

Verwesungsgifte entstehen auch bei Fäulnis im Darm, etwa wenn viel Fleisch und Käse gegessen wird. Dadurch erhöht sich entsprechend der Fäulnisbildung im Darm über einen längeren Zeitraum das Risiko für Darmkrebs. Der üble Fäkalgeruch ist auf diese Gifte zurückzuführen. Die Geruchsschwelle des Menschen für Scatol liegt bei einem Milligramm pro 250 000 Kubikmeter Luft. Das heißt, nur ein Milligramm Scatol kann in einer riesigen Halle von 160 mal 160 Metern und 10 Metern Höhe gerochen werden. Im laborchemischen Umgang mit diesen stark haut- und schleimhautreizenden Giften sind Schutzhandschuhe, Schutzbekleidung und Schutzbrillen zu tragen. Todesfälle beim unachtsamen Umgang sind vorgekommen.[36]

Der Wissenschaftler und Zahnarzt WESTON PRICE, seinerzeit Vorsitzender der *American Dental Association*, der Amerikanischen Zahnärzte-Organisation[37], hat bereits in den 1920er Jahren zahlreiche Versuche angestellt, bei denen infizierte unbehandelte tote Zähne und infizierte wurzelbehandelte Zähne nach der Extraktion zermahlen wurden und anschließend die Flüssigkeit extrahiert wurde. Diese bakterien- und gifthaltige Lösung wurde Versuchstieren gespritzt, die nach einigen Tagen oder Wochen unter schweren Erkrankungen zugrunde gingen. Selbst geringe Mengen genügten als tödliche Dosis. Bei anderen Experimenten wurden von dieser Lösung mittels Zentrifugen die Bakterien abgetrennt, so daß eine gifthaltige, aber bakterienfreie Lösung zurückblieb, die ebenfalls Versuchskaninchen in kleinsten Mengen gespritzt wurde (in der Größenordnung von einem Mikrogramm). Diese Tiere starben meist ebenfalls binnen weniger Tage.[38] Daraus wird deutlich, wie toxisch tote Zähne, seien sie wurzelgefüllt oder nicht, sein können.

Außerdem zog PRICE chronisch kranken Patienten tote Zähne und implantierte sie unter die Haut von Kaninchen. Nach wenigen Tagen zeigten die Kaninchen erste Symptome, sie erkrankten schwer und starben bald infolge chronischer Blutvergiftung, da die Abwehrzellen ihres Immunsystems nicht in der Lage waren, die permanent giftbildenden Bakterien in den unzähligen Dentinkanälchen und winzigen Spalten des wurzelgefüllten Zahnes zu erreichen und zu vernichten. Zu den gleichen Ergebnissen führte auch die Implantation von desinfizierten toten Zähnen, selbst wenn die organische Substanz vollständig aus der Pulpakammer entfernt worden war. Die äußerst virulenten Fäulnisbakterien konnten sich in der Tiefe der Dentinkanälchen halten, sich vermehren und wieder hochtoxische Stoffwechselgifte bilden, an denen die Versuchstiere schließlich qualvoll zugrundegegangen sind.

WESTON PRICE widerlegte auch die Behauptung, mittels vollkommener Füllung der Wurzelkanäle könne verhindert werden, daß Bakteriengifte aus dem Inneren des toten Zahnes in den Körper gelangen. Dazu experimentierte PRICE mit extrahierten toten Zähnen, deren Wurzelkanäle sorgfältig verschlossen wurden, deren Pulpakammern mit gefärbtem Wasser gefüllt und dieses unter Druck gesetzt wurde. Das Wasser drang über die Dentinkanälchen nach außen und sickerte auch durch den Wurzelzement. Demnach sind die Wurzeln toter Zähne durchlässig für Wasser und Bakteriengifte.[39]

Zusammenfassend ist festzustellen: Ein toter, wurzelgefüllter Zahn ist aufgrund der toxischen Füllmaterialien und der Rückstände der Devitalisationspaste ein Giftdepot, das schleichend den Körper belastet. Hinzu kommt die Belastung durch Bakteriengifte, die bei sorgfältig durchgeführter Wurzelbehandlung und guter Wurzelfüllung anfangs gering ist. Sie nimmt jedoch früher oder später unmerklich und in dem Maße zu, wie die Hohlräume und die Dentinkanälchen im toten Zahn von Bakterien besiedelt werden und organische Substanz zur Verwesung vorhanden ist. Auch erhöht sich die Virulenz dieser Bakterien im Laufe der Jahre, die Bakterien werden aggressiver, ihre Stoffwechselgifte werden immer toxischer.

Solange der Körper gesund ist und diese Fäulnisgifte abbauen und ausscheiden kann, wird der Betroffene nichts spüren und keine Beschwerden entwickeln. Dennoch wird sein Körper fortwährend belastet, die Enzymsysteme werden beeinträchtigt und das Immunsystem andauernd beansprucht. Die Alterung des Immunsystems wird beschleunigt. Nach einiger Zeit ist die Toleranzschwelle überschritten und der Bakterienherd bereitet offensichtliche Schäden: Die ersten

Beschwerden machen sich bemerkbar, Gewebe und Organe sind in ihrer Funktionsfähigkeit beeinträchtigt, es kommt zu degenerativen Veränderungen und Erkrankungen, die sich allmählich verschlimmern, solange die Ursache, der tote Zahn, erhalten bleibt.

Die Invasion von Fäulnisbakterien aus dem Herd in den Organismus

Fäulnisbakterien in toten Zähnen belasten den Körper mit ihren Stoffwechselgiften. Diese Bakterien können jedoch auch in den Körper streuen. Sie dringen über die Dentinkanälchen nach außen, über winzige Spalten und Ritzen sowie über ungefüllte seitliche Wurzelkanäle.

Das Immunsystem des Körpers ist außerstande, die Bakterien im toten Zahn zu vernichten, da die Abwehrzellen nicht in die Dentinkanälchen gelangen, nicht in die Hohlräume, in die winzigen Spalten und Ritzen zwischen Wurzelfüllmaterial und den Zahnwänden. Auch Antibiotika können diesen Bakterien nichts anhaben, weil diese nicht in den toten Zahn gelangen. Antibiotika belasten nur den Organismus des Herdträgers und schwächen seine Abwehrkraft, wodurch das Gegenteil dessen erreicht wird, was beabsichtigt ist. Das Bakterienreservoir bleibt so lange erhalten, wie sich der tote Zahn im Gebiß befindet.

Der Körper ist allenfalls in der Lage, die Wurzelspitze mit einem Granulom abzukapseln, eine aus Bindegewebe bestehende Barriere, die von reichlich Abwehrzellen infiltriert wird und wo nach außen dringende Bakterien sofort vernichtet werden. Aber auch bei einem Granulom besteht die Gefahr, daß Bakterien diese Barriere durchdringen und in den Körper gelangen, vor allem wenn das Abwehrsystem aufgrund der ständigen Belastung mit Verwesungsgiften und virulenten Bakterien sowie durch äußere Umstände geschwächt ist.

Weiterhin wandern Bakterien über die Dentinkanälchen des toten Zahnes nach außen, infizieren dessen Parodontalgewebe und sogar den umliegenden Kieferknochen. Das führt zur Herdbildung im Zahnhalteapparat (siehe Kapitel 2) und im Kieferknochen: Kieferostitis (Knochenentzündung), Osteolyse (lokale Auflösung der Knochensubstanz) und Osteonekrose (Absterben der Knochenzellen). Diese degenerativen Veränderungen des Kieferknochens sind ebenfalls verhängnisvoll für den Organismus (mehr darüber in Kapitel 3).

Bakterien, die aus dem toten Zahn in den Blutkreislauf gelangen, werden normalerweise sofort von den Abwehrzellen vernichtet. Allerdings kann das Immunsystem irgendwann einmal geschwächt und überlastet sein und es schließlich nicht mehr schaffen, die Fäulnisbakterien sofort abzutöten. Dann gelangen diese Bakterien über den Blutkreislauf in alle Gewebe und Organe, wo sie sich festsetzen und Sekundärherde bilden können. Je nach infiziertem Gewebe und Organ bilden sich Entzündungsherde, allmählich kommt es zu degenerativen Veränderungen und schließlich zu degenerativen Herderkrankungen.

Entscheidend dafür, ob es Fäulnisbakterien aus dem toten Zahn gelingt, im Blut zu überleben und andere Organe zu befallen, ist also die Abwehrkraft des Körpers. Diese wird maßgeblich durch Ernährung und Lebensweise bestimmt. Die Abwehr wird jedoch auch durch Verwesungsgifte der Bakterien in toten Zähnen geschwächt. Das Immunsystem altert schneller durch die ständige Giftbelastung und Abwehrarbeit, es verliert an Abwehrkraft. Je nach Anzahl und Virulenz der Bakterienherde kommt es mit zunehmendem Alter zu Immunschwäche und Infektanfälligkeit. Es droht eine chronische Bakteriämie, die dauernde Belastung des Blutes mit virulenten Bakterien, die besonders bei älteren Menschen mit einem schwachen Immunsystem schwerwiegende Folgen haben kann. Aber auch jüngere Herdträger sind nicht vor schweren Erkrankungen infolge der Bakteriämie gefeit.

Es drohen dann bakterielle Infektionen im Herzen, in den Nieren, in den Gelenken, im Nervensystem, im Gehirn oder in den Augen. Jedes Gewebe, jede Drüse und jedes Organ kann infiziert werden. Das passiert gewöhnlich zuerst in jenen Geweben oder Organen, die ohnehin vorgeschädigt sind durch Umweltgifte, Arzneigifte, Vitamin- und Mineralstoffmangel, degenerative Veränderungen aufgrund von Fehlernährung, Streß, Überlastung, Enzymdefekten und Enzymblocka- den. Zu den möglichen Folgen einer Bakteriämie gehören Endokarditis (Entzündung der Herzinnenhaut), Perikardi- tis (Herzbeutelentzündung), Myokarditis (Entzündung des Herzmuskels), die wiederum lebensbedrohliche Herzrhyth- musstörungen auslösen und zum plötzlichen Herztod führen können. Oftmals entzünden sich die Wände der Blutgefäße und Arteriosklerose wird gefördert mit möglichen Folgen wie Bluthochdruck, Durchblutungsstörungen, Angina pectoris (Herzschmerzen), Herzinfarkt, Schlaganfall, Nierenschäden oder vaskuläre Demenz (aufgrund der Arteriosklerose und Verkalkung der Blutgefäße im Gehirn). Es kann zu Nieren- und Blasenkrankheiten kommen, zu Arthritis und Rheuma, zu Lungenkrankheiten, Schwangerschaftskomplikationen, Nervenfunktionsstörungen und neurodegenerativen Erkran- kungen, zu Nebenhöhlenerkrankungen, chronischer Venenentzündung oder Gallenblasenentzündung.[40] Häufig bilden sich Sekundärherde, etwa in den Mandeln, die erst abheilen, wenn die Primärherde, die bakterienstreuenden toten Zähne, beseitigt sind.[41]

Falls eine Bakteriämie aufgrund von toten Zähnen besteht, können Infektionskrankheiten mit anderer Ursache, etwa eine Lungenentzündung, schnell lebensbedrohlich werden, die der Körper des Patienten ansonsten bereits im Ansatz überwunden hätte.

Wenn die Belastung durch virulente Bakterien und deren Stoffwechselgifte zu groß wird, das Immunsystem überlastet ist und die Entgiftungsorgane überfordert sind, kann sich die gefürchtete Sepsis entwickeln (Blutvergiftung, Überlastung des Blutes durch Bakterientoxine), die eine lebensbedrohliche Störung der Lebensfunktionen zur Folge hat. – In Deutschland erleiden jährlich 150 000 Patienten eine Sepsis aufgrund unterschiedlicher Ursachen. Knapp die Hälfte stirbt daran. Das Überleben ist oftmals nur noch mit Hilfe der Intensivmedizin und der Verwendung von Antibiotika möglich. Sind allerdings Bakterienherde in toten Zähnen der Grund für die Sepsis, so helfen Intensivmedizin und Antibiotika lediglich gegen die Bakterien außerhalb der toten Zähne. Das Bakterienreservoir in den toten Zähnen bleibt erhalten und der Körper des lebensbedrohlich Erkrankten wird unvermindert mit hochtoxischen Verwesungsgiften und Fäulnisbakterien belastet. Die Antibiotika zerstören die Darmflora, schwächen das Immunsystem und belasten den ohnehin geschwächten Körper des Patienten. Er wird bei dieser Behandlung immer schwächer und es besteht zunehmend die Gefahr, daß er der ständigen Bakterieninvasion und Giftbelastung erliegt, sofern nicht die Ursache erkannt und der tote Zahn samt Bakterienherden beseitigt wird. Das Wissen um die Ursachen kann hierbei über Leben und Tod entscheiden. Das Verordnen von Antibiotika, ohne die Ursache in den Bakterienherden der toten Zähne zu erkennen, gefährdet das Leben des Patienten durch Sepsis. So wie einem Diabetiker ein absterbender Fuß rechtzeitig amputiert werden muß, so sind diesen Patienten rechtzeitig die toten Zähne zu ziehen und alle Zahnherde vollständig zu beseitigen.

Um derart lebensbedrohliche Erkrankungen von vornherein zu vermeiden, sind tote Zähne durch den Zahnarzt regelmäßig zu kontrollieren und unverzüglich zu entfernen, sobald die Belastung durch Bakterien und deren Gifte kritische Werte erreicht hat. Dank der Orotox-Dentalanalyse ist dies mittlerweile möglich. Auch möglicherweise unbemerkt abgestorbene Zähne müssen gefunden werden, um eine gefährliche Bakteriämie und lebensbedrohliche Sepsis zu vermeiden.

Die individuelle Widerstandskraft entscheidet
über die Entstehung von Herderkrankungen

Die Entstehung von Herderkrankungen ist abhängig von vielen Umständen, von der Anzahl der toten Zähne, der Qualität der Wurzelfüllungen, der Größe der Bakterienherde und der Virulenz der Fäulnisbakterien, aber auch von der Widerstandskraft des Herdträgers, von seiner Ernährung und Lebensweise sowie von den Umweltbedingungen. Menschen mit einem robusten Körper können sich trotz wurzelgefüllter Zähne gesund fühlen und durchaus leistungsfähig sein. Doch die Frage ist, wie lange Gesundheit und Leistungskraft unter solchen Bedingungen erhalten bleiben.

Maßgebend für die Entstehung von Herderkrankungen ist die Störanfälligkeit der Enzymsysteme. Schon allein aufgrund der unterschiedlichen genetischen Ausstattung ist die Störanfälligkeit von Enzymsystemen höchst verschieden, teils um Faktor hundert und mehr. Die Enzymsysteme können außerdem durch Arznei- und Umweltgifte stark beeinträchtigt sein. Deshalb gibt es eine individuell höchst unterschiedliche Veranlagung, Herderkrankungen bei wurzelgefüllten Zähnen zu entwickeln. – Auch anhand von Tierversuchen wurde nachgewiesen, daß eine gute Ernährung die Widerstandskraft des Organismus erhöht und es länger dauert, bis Herderkrankungen entstehen.[42]

Degenerative Veränderungen werden meist erst im fortgeschrittenen Stadium wahrgenommen, also erst, wenn sie Beschwerden bereiten und Komplikationen verursachen. All die Jahre zuvor, während sich degenerative Schäden unmerklich und allmählich entwickelten, haben sich die Herdträger für gesund gehalten. Vom Zustand dieser Scheingesundheit lassen sich viele täuschen. Sie sagen, es fehle ihnen nichts und sie könnten gut mit ihren wurzelgefüllten Zähnen leben, selbst wenn durch Bakterienherde schon schwerwiegende Schäden entstanden sind. So wird ein Tumor meist erst dann entdeckt, wenn er Beschwerden bereitet. Während der vielen Jahre zuvor, die zu seiner Entstehung und Entwicklung nötig waren, hat sich der Patient mit seinen wurzelgefüllten Zähnen gesund gefühlt, ohne zu merken, welch degenerative Veränderungen vonstatten gegangen sind.

Außerdem haben scheingesunde Herdträger kaum eine Vorstellung davon, wie gut sie sich fühlen könnten und wie leistungsfähig sie wären, wenn sie sich echter Gesundheit erfreuten, wenn sie ganz und gar frei von Zahnherden wären.

Die menschliche Psyche funktioniert nun einmal so, daß man sich für gesund hält, solange man sich noch einigermaßen passabel fühlt und keine Schmerzen hat.

Auch wenn sich Patienten mit wurzelgefüllten Zähnen für gesund halten und vielleicht sogar wirklich noch körperlich leistungsfähig sind, so bleiben Bakterienherde in toten Zähnen nicht ohne Folgen: Die Enzymsysteme werden zunehmend in ihrer Funktionstüchtigkeit beeinträchtigt, das Immunsystem altert schneller, und unmerklich geht dennoch die Gesundheit von dannen. Dies wird gewöhnlich auf das Alter geschoben, ohne zu erkennen, daß es sich um Herderkrankungen handelt, die ihre Ursache in toten Zähnen haben.

Die Stadien bei der Entwicklung von Herderkrankungen

Es ist hilfreich, sich die Entwicklung von Herderkrankungen vor Augen zu führen, um nicht dem Trugschluß zu erliegen, Zahnherde seien erst dann ernstzunehmen, wenn diese offensichtliche Herderkrankungen verursacht haben:

1. Kompensation. Der Körper ist in guter Verfassung und in der Lage, Bakteriengifte von wurzelgefüllten Zähnen zu tolerieren, sie abzubauen und auszuscheiden. Das Immunsystem ist stark genug, Fäulnisbakterien sofort zu vernichten, sobald diese den sie schützenden toten Zahn verlassen. Doch das Immunsystem und die enzymatischen Entgiftungssysteme haben dauernd Schwerstarbeit zu verrichten, wodurch sie schneller altern und allmählich an Funktionstüchtigkeit verlieren. – Der Herdträger spürt davon nichts und erfreut sich anfangs noch einer guten Gesundheit. Doch auch solch ein latenter Zahnherd fordert mit der Zeit seinen Preis.

2. Unauffällige Herdwirkung. Eine vollständige Kompensation ist nicht mehr möglich. Die Toleranzgrenzen, die Kapazität der enzymatischen Entgiftungssysteme ist überschritten. Das Immunsystem kann ebenfalls überlastet sein. Es kommt allmählich zu krankhaften und degenerativen Veränderungen in bestimmten Organen, die jedoch nicht wahrgenommen werden, solange sie keine Schmerzen und Beschwerden bereiten. – Der Herdträger lebt im Zustand der Scheingesundheit. Viele lassen sich von ihrer Scheingesundheit täuschen, ohne zu ahnen, welch schwerwiegende krankhafte Veränderungen unbemerkt stattfinden.

3. Beginnende Herderkrankung. Wenn sich erste Beschwerden bemerkbar machen, so wird das meist als normal angesehen und auf das Alter geschoben. Die Ursachen werden nicht gesehen, weil der tote Zahn selbst keine Schmerzen bereitet. JOSEF ISSELS schreibt dazu: „Das Ausmaß der krankmachenden Fernwirkung eines Herdes hängt im allgemeinen davon ab, ob der Organismus dem Herd mit ausreichend wirksamen Abwehrmaßnahmen zu begegnen vermag. Solange das Herdgeschehen durch lokale Abwehrmaßnahmen beherrscht werden kann, werden sich im Organismus des ‚Herdträgers‘ noch keine herdbedingten Fernwirkungen ergeben. Diese Fernwirkungen werden sich jedoch bemerkbar machen, wenn die körpereigene Resistenz zusammengebrochen ist. Aus dem ‚Herdträger‘ ist jetzt ein ‚Herdkranker‘ geworden, dessen Abwehrkraft sich nunmehr mit der bestehenden Fokaltoxikose auseinanderzusetzen hat."[43]

4. Manifeste degenerative Herderkrankung, die sich zunehmend verschlimmert, oder eine *akute Infektionskrankheit,* die durch den Zahnherd verursacht oder begünstigt wird. – Erst bei solchen chronischen Erkrankungen sind Patienten mitunter bereit, wurzelgefüllte Zähne als mögliche Ursache zu erwägen. Viele trennen sich jedoch erst nach langem Leiden von ihren krankmachenden toten Zähnen, also erst, wenn sich die Herderkrankungen stark verschlimmert haben. Doch selbst dann wollen es viele Patienten nicht wahrhaben und die toten Zähne mit virulenten Bakterienherden unbedingt erhalten. Zahlreiche Patienten behalten in Unkenntnis ihre toten Zähne sogar bei Krebserkrankungen bis zum Tode und nehmen sie schließlich mit ins Grab, anstatt sich rechtzeitig von ihnen zu trennen und damit ihr Leben zu retten.

Diese vier Stadien können mitunter recht schnell durchlaufen werden, ja ein schlummernder Herd (Phase 2) kann jederzeit ganz plötzlich akut werden (Phase 4), etwa wenn es zu einer lebensbedrohlichen Lungenentzündung kommt, wenn das Immunsystem von der dauernden Abwehrarbeit erschöpft und schließlich zusammengebrochen ist. Die Provokation eines Herdes kann aufgrund von Streß geschehen, aufgrund eines Vitamindefizits, einer größeren körperlichen Anstrengung oder während einer Urlaubsreise, die mit Streß und Anstrengung verbunden ist.

Nicht jeder Herdträger ist ein Herdkranker, aber jeder Herdträger wird früher oder später zu einem Herdkranken. Zahnherde ruinieren stets die Gesundheit im Laufe der Zeit. Deshalb dürfen sich Herdträger keiner Illusion über ihren Gesundheitszustand hingeben. Sie sind anfällig. Zahnherde sind spätestens dann zu beseitigen, wenn sie beginnen, die Gesundheit zu beeinträchtigen. Nur auf diese Weise können ernstere Herderkrankungen vermieden werden. Noch klüger ist es allerdings, Zahnherde von vornherein zu vermeiden.

Bakterielle Verwesungsgifte schädigen die Zellen des Immunsystems.[44] Sie belasten es dauernd, was sich langfristig in Abwehrschwäche und Infektanfälligkeit niederschlägt.[45] Deshalb erleiden Patienten mit virulenten Bakterienherden in toten Zähnen weitaus häufiger Infektionskrankheiten, diese nehmen einen schwereren Verlauf und führen häufiger zu lebensbedrohlichen Komplikationen. Auch die Todesrate ist bei Herdträgern höher.

Lungenentzündung ist die häufigste tödlich verlaufende Infektionskrankheit und eine der häufigsten Todesursachen überhaupt, nach Herz-Kreislauf-Erkrankungen (einschließlich Infarkt, Schlaganfall), Krebsleiden und Lebererkrankungen. Die offizielle Rate der Neuerkrankungen beträgt in Deutschland je nach Quelle 140 000 bis 200 000 jährlich. Die Wahrscheinlichkeit eines tödlichen Verlaufs bei Patienten ohne andere Lungenkrankheit liegt bei etwa fünf Prozent. Wenn die Lungenentzündung im Krankenhaus erworben wird (nosokomiale Pneumonie), beträgt die Todesrate bis zu 70 Prozent. – Diese Zahlen machen deutlich, mit welch hohem Erkrankungs- und Todesrisiko Lungenentzündungen trotz Antibiotika verbunden sind, wobei es sich wohlgemerkt nur um eine von vielen Infektionskrankheiten handelt. Deshalb ist die Schwächung des Immunsystems durch Zahnherde keine Bagatelle, sondern eine ernste und langfristig oft lebensbedrohliche Angelegenheit.

Bei einer Untersuchung an 1200 jugendlichen Internatszöglingen über einen Zeitraum von sechs Jahren wurde festgestellt, daß Schüler mit toten Zähnen dreimal so häufig erkrankten (eindeutige Organbefunde) wie die Schüler mit gesunden Gebissen. Mit der Entfernung der toten Zähne konnten die meisten chronischen Erkrankungen ausgeheilt werden. Auch JOSEF ISSELS bestätigt mit seiner langen Erfahrung als Arzt und Klinikdirektor, daß mit der Beseitigung der primären Zahnherde Sekundärherde ausheilen konnten, etwa in den Mandeln, ebenso chronische Entzündungen in anderen Organen. Rippenfell-, Lungen-, Nieren- und Venenentzündungen sowie Thrombosen und Embolien können deshalb bei herdsanierten Patienten weitaus seltener beobachtet werden.[46] Die erhöhte Entzündungsneigung bei Patienten mit Bakterienherden im Gebiß erhöht auch das Risiko von Nieren- und Blasenentzündungen sowie von Arthritis und Rheuma. Derartige chronische Entzündungen sind gleichsam Schwelbrände im Gewebe, die mit der Zeit zu degenerativen Schäden führen.

Nervenschäden durch Bakteriengifte

Bakteriengifte sind fettlöslich und werden im fetthaltigen Nervengewebe eingelagert. Diese Gifte schädigen die Nerven und führen zu neurodegenerativen Erkrankungen. Bakteriengifte wirken somit als Neurotoxine.

Da sich die Bakteriengifte im ganzen Körper verteilen, werden auch weit vom Herd befindliche Nerven in Mitleidenschaft gezogen und in ihrer Funktion beeinträchtigt, entstehen Schmerzen und können die Nerven schließlich sogar vollständig ausfallen. Zu den neurologischen Symptomen, die durch Bakterienherde in toten Zähnen verursacht werden, gehören Neuralgien (Reizung von Nerven aufgrund der Schädigung der Myelinummantelung der Nervenfasern), dabei vor allem

72

Trigeminus-Neuralgie (Schmerzen des Gesichtsnervs), Neuritis (Nervenentzündung) und Neuropathie (Erkrankung oder Schädigung peripherer Nerven ohne Entzündung). Daraus kann sich eine erhöhte Anfälligkeit für Kopfschmerzen und Migräne ergeben, desweiteren für Nervosität, psychische Störungen, Hyperaktivität und auch für Epilepsie. Sind die Muskelnerven geschädigt, so zeigt sich das in einer schlaffen Lähmung der betroffenen innervierten Muskeln, bei längerem Bestehen in einer Muskelatrophie (Muskelschwund). Außerdem können die Sinneswahrnehmungen beeinträchtigt und gestört werden sowie vegetative Störungen auftreten, also die Störung jener Lebensvorgänge, die durch das vegetative Nervensystem gesteuert werden. Das kann zu schweren Erkrankungen und sogar zum Tode führen, meist ohne daß die wahre Ursache erkannt wird. Auch neurodegenerative Erkrankungen können entstehen, etwa Alzheimer-Demenz und Multiple Sklerose.

Das Bakteriengift Mercaptan hat die verhängnisvolle Eigenschaft, Quecksilber-(II)-Ionen zu binden, deshalb auch die Bezeichnung „quecksilberfangend" (lat. *Mercurium captans*). Da viele Patienten mit toten Zähnen Amalgamfüllungen tragen oder getragen haben, sind Dentin, Wurzelzement und umgebender Knochen mehr oder weniger quecksilberbelastet, wodurch sich das Bakteriengift Mercaptan mit Quecksilber verbindet und sich dessen Giftigkeit erheblich erhöht.[47] Vor allem die Nerven können schwer geschädigt werden und sogar absterben. Denn das nunmehr organisch gebundene Quecksilber ist fettlöslich und wird leicht von Nervenzellen aufgenommen, wodurch der Energiestoffwechsel der Nervenzellen gestört und blockiert wird. Geschädigt wird dabei das Tubulin (kugelförmige Proteine), das die Axone umhüllt (lange, faserartige Fortsätze der Nervenzellen, welche die elektrischen Nervenimpulse weiterleiten). Intaktes Tubulin ist erforderlich für den neuronalen Transport und die Nährstoffversorgung der Axone. β-Tubulin weist reichlich Sulfhydryl-Gruppen auf, die sich fest mit Quecksilber und anderen Schwermetallen verbinden. Dadurch wird der Landeplatz für Guanosintriphosphat (GTP) blockiert, das für die Energieversorgung notwendig ist. Außerdem hemmen Bakterientoxine das Enzym Creatin-Kinase und damit die Bildung von GTP. Wenn die Energieversorgung blockiert ist, kann die Tubulin-Polymerisation zu Mikrotubuli und damit die Versorgung und Regeneration des Axons nicht mehr stattfinden. Die Nervenfaser verliert ihre Funktionsfähigkeit, die Nervenzellen sterben ab, was letztlich Nervenschäden zur Folge hat und vermehrt zu neurodegenerativen Erkrankungen führt: Die Neurofibrillen sind verknäuelt, ähnlich wie es bei Patienten mit Alzheimer-Demenz aussieht.

Mercaptan ist schon für sich allein hochgiftig. Die Verbindung mit Quecksilber und anderen Schwermetallen erhöht dessen Giftigkeit beträchtlich. Äußerst geringe Mengen dieses Giftes können die Nerven bleibend schädigen. Das macht Fäulnisgifte aus Bakterienherden in toten Zähnen so gefährlich. Ein unerkannter Herd kann im Laufe der Zeit schwere Nervenschäden und neurologische Probleme bereiten.

Die Verwesungsgifte von Bakterien in toten Zähnen, seien sie wurzelgefüllt oder nicht, haben eine hohe Neurotoxizität und Gehirngiftigkeit. Das gilt auch für Toxine aus osteonekrotischen Kieferläsionen (mehr darüber in Kapitel 3), wobei diese Herde im Kieferknochen vor allem die dort befindlichen Nerven direkt angreifen und deren schützende Myelinummantelung auflösen.[48]

Bei Patienten mit Multipler Sklerose (MS) wurden in den myelindefekten Herden des Rückenmarks die gleichen Verwesungsgifte gefunden, wie sie in wurzelbehandelten Zähnen entstehen.[49] – Deshalb sei die Frage gestellt: Gibt es MS-Patienten ohne tote Zähne und ohne Bakterienherde im Gebiß? MS-Patienten, die auch früher keine toten Zähne hatten? Erinnert sei an die Kombination von Quecksilberbelastung aus Amalgamfüllungen und der Belastung durch Verwesungsgifte aus toten Zähnen, die besonders schädigend auf die Nerven wirkt.

Wenn rechtzeitig alle Zahnherde vollständig entfernt werden, also ohne eine Ostitis oder Osteonekrose im Kieferknochen zu hinterlassen, werden mitunter dramatische Heilungen beobachtet. So erinnert sich der Arzt KARL KONRAD WINDSTOSSER „mehrerer solcher Fälle, darunter den eines jüngeren MS-Kranken, der 1946 nahezu völlig gelähmt war (einschließlich der Augenmuskeln!) und nach umfangreichen Sanierungsmaßnahmen, einem längeren Heilfasten und monatelanger strenger Kost neben sonstigen Naturheilanwendungen wieder geh- und schreibfähig wurde, was bis heute anhält."[50] – Um die Regenerationsfähigkeit der Nerven zu nutzen, darf bei neurodegenerativen Erkrankungen keine Zeit verloren werden. Es müssen unverzüglich alle Zahnherde gefunden und beseitigt werden. Noch besser ist es allerdings, gar keine Zahnherde erst entstehen zu lassen.

Bakterienherde in toten Zähnen
als Ursache für Krebserkrankungen

Krebserkrankungen haben viele Ursachen. Zu den Hauptursachen gehören Bakteriengifte aus toten Zähnen.

Diese Bakteriengifte sind fettlöslich und werden unter anderem in den Zellmembranen und Mitochondrien angereichert, wobei die Membranen und die empfindlichen Mitochondrien zunehmend geschädigt werden. Geschädigte und zerstörte Mitochondrien (Chromosomenschäden) sind jedoch das typische Kennzeichen von Krebszellen.

Bakteriengifte wirken als äußerst starke Enzymgifte und blockieren Stoffwechselenzyme aller Art. Enzyme steuern auch den Energiestoffwechsel der Zelle. Ohne Synthese der dafür notwendigen Enzyme wird die oxidative Energiegewinnung (mit Sauerstoff) in den Mitochondrien beeinträchtigt. Die Zelle ist aufgrund der Enzymblockade genötigt, auf den Gärungsstoffwechsel (ohne Sauerstoff) umzuschalten: Die Zelle verwandelt sich in eine Krebszelle. Je größer der Anteil des Gärungsstoffwechsels in den Krebszellen gegenüber der oxidativen Energiegewinnung, desto bösartiger wuchert der Tumor. Das Tumorgeschehen wird also in hohem Maße durch Enzymblockaden bestimmt. Die ständige Belastung durch Bakteriengifte ist eine der Hauptursachen dafür.

OTTO HEINRICH WARBURG hat diese Zusammenhänge erstmals beschrieben und für seine Forschungen 1931 den Nobelpreis erhalten. Im Jahre 1967 schrieb er: „In wenigen Worten zusammengefaßt, ist die letzte Ursache des Krebses der Ersatz der Sauerstoffatmung der Körperzelle durch Gärung. Alle Körperzellen decken ihren Energiebedarf durch Sauerstoffatmung, nur die Krebszellen bedienen sich dazu der Gärung. Vom Standpunkt der Physik und Chemie des Lebens aus betrachtet, ist dies ein geradezu diametraler Unterschied. Der Sauerstoff ist in der Krebszelle entthront und durch den Stoffwechsel der primitivsten Lebewesen, die Gärung, ersetzt." – In einer anderen Schrift heißt es: „Niemand kann heute noch sagen, daß man nicht weiß, was der Krebs ist. Im Gegenteil, es gibt heute keine Krankheit, deren letzte Ursache besser bekannt ist ... ; Nichtwissen ist keine Entschuldigung mehr dafür, daß man nichts zur Verhütung tut. ... Wie lange die Verhütung noch hinausgeschoben wird, hängt davon ab, wie lange die Propheten des Agnostizismus sich noch gegen die Wissenschaft durchsetzen werden. Inzwischen werden Millionen von Menschen überflüssigerweise an Krebs sterben müssen."[51]

Bakteriengifte aus toten Zähnen schädigen und zerstören die Mitochondrien, sie inaktivieren und blockieren viele Stoffwechselenzyme, darunter solche, die die Zellatmung und den Energiestoffwechsel steuern. Bakteriengifte sind demzufolge als krebserregende Toxine zu klassifizieren: Sie lassen den Energiestoffwechsel der Zelle entgleisen und verwandeln sie in eine Krebszelle. Desgleichen schrieb der Arzt und Klinikdirektor JOSEF ISSELS: „Es gibt schwerlich ein Karzinogen, das diesen Forderungen ähnlich vollkommen entspricht, wie das als Bestandteil der Pulpengifte nachgewiesene Diethylsulfid. Aus jedem einzelnen der vorhandenen nervtoten Zähne werden vom Augenblick des Pulpentodes an ununterbrochen – Stunde um Stunde, Jahr für Jahr – kleinste, nichtsdestoweniger aber in der Zelle bereits atmungslähmend wirksame Mengen dieser gefährlichsten aller Gifte in die Blutbahn abgegeben. Ob wir arbeiten oder uns erholen, ob wir schlafen oder wachen, ständig stehen die Atmungsfermente unter dem Beschuß dieser Gifte." (Die Bezeichnung Atmungsferment steht gleichbedeutend für Enzym zur Steuerung des oxidativen Energiestoffwechsels der Zelle.) – „Die ständig im Blut kreisenden Pulpengifte ziehen in erster Linie die aktivsten Gewebe des Organismus in Mitleidenschaft. Je mehr Mitochondrien eine Zelle enthält, desto stärker wird sie auch durch die fermenthemmende Wirksamkeit der Thioäther geschädigt werden können. Gerade die lebenswichtigen Organe, nämlich Leber, Nervensystem, endokrine Drüsen, Herz und RES (Retikuloendotheliales System[52]), bei denen unter Umständen ein Fünftel der Zellmasse aus Mitochondrien besteht, werden also in erster Linie betroffen sein. Je höher der Spiegel der Pulpengifte im Blut ist, desto schwerer sind auch die Auswirkungen. Die Pulpengifte können auf dem Blutwege alle Zellen des Organismus erreichen und in diesen also ‚Zweitschäden' verursachen, auch die den Organen übergeordneten Leitsysteme stören, wodurch es noch zu einer zusätzlichen Schädigung der Organe kommt."

„Die enge räumliche Verflechtung der Lymphgefäßsysteme des Kopfbereiches bringt es mit sich, daß die Zellen des Gehirns von den Giften der Kopfherde bevorzugt und ganz besonders schwer geschädigt werden können. Alle Lymphströme des Kopfbereichs fließen im Stausee des lymphatischen Rachenrings zusammen, um entgiftet zu werden. Entzündliche Schwellungen dieses Bereiches werden zwangsläufig eine Rückstauung der Lymphe zur Folge haben. Mit den Lymphströmen des Mund- und Rachenbereiches werden aber auch die noch unverdünnten Pulpengifte aus den Zahn- und Mandelherden in den WALDEYERschen

Rachenring geschleust und im Falle einer Abflußbehinderung durch die Poren der Schädelbasis in die Lymphräume des Gehirns hinein gestaut. Die organischen Veränderungen der Hirnbasis – insbesondere aber der vegetativen Zentren des Gehirns – die MÜHLMANN bei Krebskranken regelmäßig gefunden hat, könnten zwanglos als Folgen einer lebenslänglichen Schädigung durch die atmungshemmenden Herdtoxine des Kopfbereiches gedeutet werden."

„Das Nervensystem wird durch Herdgifte also doppelt in Mitleidenschaft gezogen, nämlich durch die im Herd beginnende aufsteigende Zerstörung der nervalen Leitungssysteme; durch direkte toxische Schädigung des Nervengewebes. Das Ausmaß der Zwischenhirnschädigung (Diencephalose) und der dadurch verursachten vegetativen Ermüdung des Krebskranken kann man aus den Funktionsausfällen ersehen, die dadurch hervorgerufen werden: Die energetischen Impulse aus dem Zwischenhirn ... sind beim Herdkranken vermindert. Der vegetative Tonus ist erschlafft, im Sinne einer ‚Regulationsstarre' entgleist und zwar beim Carcinom-Kranken im Sinne einer Vagotonie, beim Sarkomkranken im Sinne einer Sympathikotonie. (REGELSBERGER, GRATZL-MARTIN, RILLING u. a.) Regulation (und Tages-Rhythmus) des Säure-Basen-Haushaltes sind verloren gegangen. (SANDER) Auch die Regulation des Zucker-, Cholesterin- und Mineralstoffwechsels und vieler anderer Stoffwechselgrößen ist weitgehend eingeschränkt. (HINSBERG) Die vegetativen Ausfallserscheinungen bleiben selbstverständlich nicht ohne Einfluß auf den seelischen Zustand des Kranken."[53] Soweit Dr. ISSELS.

Sein langjähriger Mitarbeiter, der Arzt KARL KONRAD WINDSTOSSER, ergänzt: „Die Entherdung und Sanierung des

Geschwulstpatienten ist deshalb so außerordentlich wichtig, weil die Fokaltoxikose einen der gefährlichsten Kausalfaktoren des Karzinoms darstellt. Das Herdgeschehen, besonders seitens der Kopfherde, führt, wie wir heute wissen, zu einer dreifachen Schädigung: 1. des Zwischenhirns, 2. der Atmungsfermente, 3. der mikrobiellen Symbiose und Endobiose. Soweit diese Wirkungen nicht auf dem Weg diencephal-neuraler Fehlsteuerungen entstehen, dürfen wir nach den Arbeiten von GÄBELEIN, SCHUG-KÖSTERS, PISCHINGER u. a. dies auf hochtoxische Substanzen zurückführen, die beim Zerfall des Pulpeneiweiß entstehen. GÄBELEIN hat als Produkte der schleichenden Pulpengangrän Methylmerkaptan, Dimethylsulfid, Diäthylsulfid und Schwefelwasserstoff nachgewiesen. Gewiß können diese Gifte auch aus kranken Organen oder Körperteilen, z. B. aus einem thrombophibitischen Bein oder von einer Fäulnisdyspepsie des Darmes herrühren, ..., selbstverständlich auch aus einem zerfallenden Tumor direkt. GÄBELEIN hat aber auch beim Fehlen jeder anderen Quelle, nur beim Vorhandensein eines einzigen devitalen Zahnes diese hochtoxischen Gifte nachgewiesen und nach Extraktion des Zahnes verschwinden sehen. Es ist nur noch eine Frage der Zeit, daß wir über eine von GÄBELEIN angegebene einfache Methode verfügen werden, mit der diese Gifte im Harn vielleicht sogar quantitativ bestimmt werden können. Sie sind deshalb so besonders gefährlich und direkt als Karzinogene anzusprechen, weil sie die teils in der Zellmembran, teils in den Mitochondrien gebildeten und deponierten Atmungsfermente schädigen. Eine gestörte Zellatmung aber ist, wie wir aus den Forschungen von JUNG, SEEGER, WARBURG u. a. wissen, die erste Voraussetzung der krebsigen Entartung und der damit verbundenen anaeroben

Glykolyse. Die Forderungen, die DRUCKREY an ein Karzinogen stellt: Ständiges Vorhandensein, jahrelange Einwirkung, toxische Wirkung auch in minimaler Dosis, werden von keinem Karzinogen klassischer erfüllt als vom Fokaltoxin. Die Entfernung massiv granulomatöser Zähne und Wurzelreste allein ist aus diesem Grund nicht ausreichend. Weit tückischere Herde sind die devitalen Wurzeln mit völlig negativem röntgenologischen Befund, seien sie nun gefüllt oder nicht. Sie werden leider vielfach für ungefährlich gehalten, weil sich die meisten Ärzte und Zahnärzte über die sich hier abspielenden Nekrotisierungs- und Intoxikationsvorgänge nicht im klaren sind. Die in den Dentinkanälchen baumartig verzweigten Odontoblastenfortsätze der Pulpa sterben mit dem Tod letzterer automatisch ab. Sie werden von keiner noch so sorgfältigen antiseptischen Wurzelbehandlung erfaßt, gehen in Fäulnis über und verbleiben in jedem Fall als Toxinquelle. Es gibt keine konservative Wurzelbehandlung, die den Patienten nicht in die größte Gefahr einschließlich der Krebsdisposition bringt! Angesichts dieser Tatsache ist es um so unbegreiflicher, wie schwer sich Ärzte und Zahnärzte zu den nötigen Konsequenzen entschließen ..." – Und Dr. WINDSTOSSER fügt hinzu: „Jede Sanierung beginnt auch bei der Ganzheitsbehandlung eines Krebskranken mit einer gewissenhaften Vitalitätsprüfung aller Zähne, auch der unverdächtigen. Dem hat ein vollständiger Röntgenstatus zu folgen, der auch die Zahnlücken, die zahnlosen Kieferpartien und die Kieferwinkel erfassen muß." Es folgen ergänzende Testmethoden, wie sie auf den nächsten Seiten beschrieben werden. Sind die Herde gefunden, so „wird jede Generalsanierung mit der Entfernung der Zahnherde begonnen. ... Die gründliche Ausräumung der Alveolen und die Kontrollaufnahmen nach der Extraktion im Bedarfsfall bedürfen keiner Erwähnung. Kosmetische oder prothetische Überlegungen haben in der lebensgefährlichen Situation eines Krebskranken sekundäre Bedeutung."[54]

Die Belastung des Körpers durch Bakteriengifte aus toten Zähnen erfordert von der Leber vermehrt Entgiftungsarbeit, wobei die Leber durch diese äußerst starken, jahre- und jahrzehntelang einwirkenden Bakteriengifte zunehmend geschwächt und in ihrer Funktion gestört wird. Die Leber nimmt allmählich Schaden und kann ihre lebenserhaltende Entgiftungsarbeit immer weniger erfüllen. Dadurch werden Tumorerkrankungen begünstigt. Wenn der Tumor groß genug gewuchert ist und Krebszellen streut, so ist die giftgeschädigte Leber besonders gefährdet, daß sich in ihrem Gewebe Metastasen (Sekundärtumore) bilden. Etwa neunzig Prozent aller Krebspatienten sterben nicht am Primärtumor, sondern an der Wucherung der Metastasen, meist in der Leber. Insofern erhöht die langjährige Schädigung der Leber durch Bakteriengifte das allgemeine Risiko zusätzlich, an Krebs zu erkranken und zu sterben.

Außerdem schwächen Bakteriengifte aus toten Zähnen das Immunsystem, lassen es schneller altern und können es mitunter sogar blockieren. Dadurch erhöht sich ebenfalls das allgemeine Krebsrisiko und verschlechtern sich die Aussichten zur Heilung von Krebserkrankungen.

Weiterhin verursachen nicht nur Bakteriengifte aus toten Zähnen Krebs, sondern auch die hochgiftigen Rückstände von Devitalisationspasten, Desinfektionsmitteln und Wurzelfüllmaterialien: Arsen, Formaldehyd, Phenole, Schwermetalle, Jod- und Chlorverbindungen usw. Diese Stoffe gelangen vom wurzelgefüllten Zahn allmählich in den Körper.

Schwermetalle, Arsen und Formaldehyd hemmen ebenfalls die Enzymaktivität, führen zu Enzymblockaden und beeinträchtigen das DNS-Reparatursystem, wodurch der Körper des Patienten einer zusätzlichen Dauerbelastung ausgesetzt ist.

Tote Zähne sind oftmals stark mit Quecksilber belastet, wenn diese früher mit Amalgam gefüllt waren. Auch metallische Inlays und Kronen können zu einer merklichen Schwermetallbelastung führen, wodurch ebenfalls die Mitochondrien geschädigt werden, die oxidative Energiegewinnung gestört und damit das Krebsrisiko erhöht wird.[55]

Überdies können Zahnherde Krebserkrankungen auf andere Weise verschlimmern: Patienten mit Herderkrankungen sind oftmals zu schwach, sich an der frischen Luft zu bewegen. Das geht zu Lasten eines regen Stoffwechsels: Die Belastung der Zellen und Gewebe mit Stoffwechselgiften bleibt hoch. Patienten mit schweren Herderkrankungen können nicht mehr selbständig ihre Lebensbedürfnisse erfüllen. Dadurch verschlechtert sich ihr Gesundheitszustand unaufhaltsam und die Krebserkrankung wird gefördert.

So ist es kein Wunder, wenn Untersuchungen bestätigen, daß mit der Häufigkeit von Wurzelbehandlungen auch die Krebsrate steigt.[56]

Die rechtzeitige Gebißsanierung kann bei Krebskranken und Krebsgefährdeten entscheidend für das Überleben sein. JOSEF ISSELS, ein Pionier der biologischen Krebstherapie, verlangte von seinen Krebspatienten unbedingt die Gebißsanierung, damit die Behandlung überhaupt Erfolg haben könne. Er hatte festgestellt, daß 98 Prozent seiner Klinikpatienten zwei bis zehn tote Zähne hatten.

Abschließend sei nochmals der Arzt JOSEF ISSELS zitiert:

„Da bei Krebskranken stets ein Zusammenbruch der Abwehr-
lage erfolgt ist, ... werden virulente Zahnherde ... bei diesen
Patienten immer herdwirksam sein und damit die Krankheit
fördern. Für den Krebspatienten gilt daher der Satz, daß jeder
Herdträger auch ein Herdkranker ist, was für das therapeuti-
sche Vorgehen maßgeblich zu sein hat."

„Die kausale Bedeutung von Zahn- und Mandelherden für
die Entwicklung vieler innerer Erkrankungen ist seit vielen
Jahrzehnten unbestritten anerkannt, so daß ihr bekanntlich
auch therapeutisch Rechnung getragen wird. Um so unver-
ständlicher – ja geradezu als Kunstfehler! – muß es erscheinen,
diesen wichtigen Kausalfaktor ausgerechnet in der Krebstherapie unberücksichtigt zu lassen. Ein Kunstfehler ist es
zweifellos auch, konservierende Methoden zur Anwendung
zu bringen, die erfahrungsgemäß zwangsläufig gefährliche
Herde entstehen lassen. Wir wissen heute, wie entscheidend
der gesamte Organismus durch Kopfherde in Mitleidenschaft
gezogen wird und welche katastrophale Folgen die Abtötung
der Pulpa mit sich bringen kann. Auch der Zahnarzt wird also
künftig nicht mehr umhin können, sich bei seiner Arbeit von
den Geboten einer ganzheitlichen Betrachtungsweise leiten
zu lassen und sich stets vor Augen zu halten, daß es keine
Wurzelbehandlung gibt, die nicht zwangsläufig auch Herde
setzt."

„Die Aufgabe des Zahnarztes ist erst in zweiter Linie eine
kosmetische. In erster Linie sollte sie eine vorbeugende und
heilende sein. Nicht die Erhaltung des Zahnes muß primäres
Gebot sein, sondern die Erhaltung seiner Vitalität! Ist sie
nicht mehr zu erreichen, so gibt es nur eine einzige richtige
Behandlung: die sofortige Extraktion! Auch die schönste
Goldkrone darf uns – so BIRCHER-BENNER – nicht darüber

hinwegtäuschen, daß der darunter befindliche leblose Zahn nichts anderes ist als ein ‚Leichnam im goldenen Sarge‘, dessen Verwesungsgifte den Organismus langsam, aber sicher zugrunde richten!"

Und weiterhin Dr. ISSELS: „Der Zahnarzt sollte immer dessen eingedenk bleiben, daß er, wie kein anderer, berufen ist, durch verantwortungsbewußtes, vorausschauendes Handeln dazu beizutragen, der Entwicklung chronischer Erkrankungen vorzubeugen und vor allem die Krebsgefährdung entscheidend zu vermindern!"[57] In diesem Sinne gehört es zur Krebsverhütung und Heilung von Krebserkrankungen, das Gebiß unverzüglich zu sanieren und alle giftstreuenden Zahnherde zu beseitigen.

Unspezifische Symptome bei akuten Bakterienherden in toten Zähnen

Die ständige Belastung durch Bakterien aus Zahnherden und deren Stoffwechselgiften verschlechtert den gesundheitlichen Zustand des Betroffenen, ohne daß er dies anfangs spürt. Die Zahnherde selbst bereiten keine Schmerzen und keine Beschwerden und werden deshalb als Krankheitsursache gewöhnlich übersehen. Dennoch können Zahnherde die Gesundheit ruinieren.

Die unspezifischen Symptome, die durch die ständige Belastung mit Bakteriengiften entstehen, sollten dem behandelnden Arzt bekannt sein, damit mit der gezielten Herdsuche begonnen wird. Dabei handelt es sich keineswegs um Frühsymptome, sondern um Anzeichen für eine bereits länger anhaltende Belastung und Schädigung des Körpers. Es wird also höchste Zeit, nach der Ursache der Beschwerden zu suchen. Dazu gehört die Konsultation eines ganzheitlich orientierten Zahnarztes, der die relevanten Diagnosemethoden beherrscht. Nur so können alle Zahnherde gefunden und beseitigt werden.

Patienten mit virulenten Bakterienherden in toten Zähnen klagen oft über folgende Beschwerden:

- Großes Schlaf- und Ruhebedürfnis.
- Ungenügende Erholung während der Nacht. Morgens beim Aufstehen ein Gefühl der Erschöpfung.
- Schnelle Ermattung bei körperlicher Anstrengung, langsame Erholung. Geringe Ausdauer.
- Antriebsschwäche. Neigung zu Trägheit. Widerwillen gegenüber körperlicher Anstrengung.
- Herz- und Kreislaufbeschwerden.
- Lymphknotenschwellung.
- Benommenheit, Schwindelgefühl, Unwohlsein.
- Sehstörungen, verschwommenes Sehen.
- Kälteempfindlichkeit.
- Kopfschmerzen, Migräne, mitunter unerklärliche Schmerzen in anderen Körperteilen.
- Allergien, Autoimmunerkrankungen.
- Muskelzucken.
- Mundgeruch, übelriechende Sekrete treten am Zahnfleischrand in den Mund.
- Infektanfälligkeit, Neigung zu Entzündungen.
- Nierenbeschwerden. Starker Harndrang und Wasserlassen während der Nacht (soweit dies nicht durch reichliche Flüssigkeitszufuhr am späten Abend bedingt ist).

Weitere Symptome sind auf der folgenden Doppelseite aufgeführt.

Blutbild. Bakterienherde im Gebiß können das Blut erheblich verändern. Dazu gehören folgende Symptome: Leukopenie (Mangel an weißen Blutkörperchen), Anämie (Mangel an roten Blutkörperchen), Lymphozytose (erhöhte Lymphozytenzahl). Die Zahl der polymorphonuklearen Leukozyten (eine Form der weißen Blutkörperchen) liegt unter dem Normalwert. Mitunter eine Tendenz zur Hämophilie (Beeinträchtigung der Blutgerinnung).[58] Bei Entzündungen können die Elektrolytkonzentrationen im Blut und die ungesättigten Bindungen abweichen. Bei Infektionsherden sind die Oxyhämoglobinwerte im Venenblut erhöht. Bei Infektionsherden kann die physiologische Leukolyse gestört sein, die anzeigt, wie gut die Gewebe mit Nährstoffen versorgt werden. Bei Gesunden beträgt der Anteil an zerfallenen Granulozyten etwa 7 Prozent, während Herdbelastete oft nur noch 1 bis 2 Prozent haben.[59] – Bei derartigen Blutveränderungen empfiehlt sich die gezielte Suche nach Bakterienherden im Gebiß.

Lymphknotenschwellung. Geschwollene Lymphknoten zeigen an, daß das Immunsystem Schwerstarbeit verrichtet. Bakterienherde in toten Zähnen können die Ursache sein.

Harnanalyse (Erythrozyten, Urobilinogen).

Antigentests (z. B. Histamin).

Gründliche Allgemeinuntersuchung mit Puls- und Temperaturkontrolle.

Zahnherde sollten stets als mögliche Ursache in Erwägung gezogen werden, wenn Symptome, Beschwerden und Erkrankungen festgestellt werden (siehe folgende Seite).

Allgemeine Symptome und Erkrankungen
- Abmagerung, Gewichtsverlust
- Antriebsschwäche, Neigung zu Trägheit
- rasche Erschöpfung bei körperlichen Anstrengungen, fehlende Ausdauer, allgemeine Schwäche
- Benommenheit, Schwindelgefühle
- Schlafstörungen, erhöhtes Schlaf- und Ruhebedürfnis
- Lymphknotenschwellung, beeinträchtigte Wundheilung
- Kopfschmerzen, Migräne, Unwohlsein
- Schmerzen in Rücken, Schultern, Hüfte, Knie, Armen usw.
- Allergien, Rheuma, Ödeme
- erhöhte Entzündungsneigung (Leber, Nieren, Blase, Augen, Hoden, Gebärmutter, Eierstock, Magen, Darm, Galle, Lunge, Bronchien, Mandeln, Nasennebenhöhlen)
- Krebserkrankungen aller Art, z. T. extremes Krebsrisiko

Blutbefund
- Anämie (Mangel an roten Blutkörperchen)
- Leukopenie (Mangel an weißen Blutkörperchen)
- Leukozytose, zu niedriger Kalziumspiegel, Glykämie
- Lymphopenie (Mangel an Lymphozyten)
- Lymphozytose (erhöhte Lymphozytenzahl)
- Bakteriämie (Belastung des Blutes mit Bakterien)
- Sepsis (Bakterientoxine im Blut)

Gebiß, Mund, Zahnfleisch
- Absonderung übelriechender Sekrete über das Zahnfleisch, Abszeß
- Mundgeruch (durch Parodontitis und Zahnfleischtaschen)

Gehirn, Nervensystem, neurodegenerative Erkrankungen
- Alzheimer-Demenz
- vaskuläre Demenz (aufgrund der Arteriosklerose im Gehirn)
- Nervosität, psychische Störungen, Hyperaktivität, Epilepsie
- Trigeminus-Neuralgie (Schmerzen des Gesichtsnervs)
- Neuritis (Nervenentzündung), Neuropathie, Lähmungen
- Multiple Sklerose, Hirnabszeß

Gelenke
- Arthritis (Schwellung und Schmerzen der Gelenke)

Haut
- Ekzeme, Hautausschlag, Neurodermitis

Herz, Kreislauf, Blutgefäße
- Herz- und Kreislaufbeschwerden, Entzündung von Blutgefäßen, Angina pectoris (Brustenge, Herzschmerz)
- Arteriosklerose (in der Folge Bluthochdruck, Herzinfarkt, Schlaganfall, Niereninfarkt, Durchblutungsstörungen, Netzhautblutung usw.)
- Endokarditis (Entzündung der Herzinnenhaut)
- Myokarditis (Entzündung des Herzmuskels, Auslöser von Herzrhythmusstörungen, kann zu plötzlichem Herztod führen)
- Perikarditis (Herzbeutelentzündung)

Immunsystem
- Immunschwäche und Infektanfälligkeit (durch anhaltende Überlastung des Immunsystems)
- Autoimmunerkrankungen
- Morbus Basedow (Autoimmunerkrankung der Schilddrüse)
- hämatologische Infektionen (aufgrund der Bakteriämie)

Nieren und Organe des Harntraktes
- Harndrang erhöht (häufiges Wasserlassen)
- Nierenfunktionsstörung, Nierenentzündung, Entzündung der Blase und der Schleimhäute des Harntraktes, Nierenversagen

Schwangerschaft, Fortpflanzung
- Unfruchtbarkeit
- Niedriges Geburtsgewicht und Frühgeburten

Sinneswahrnehmung
- Wahrnehmungsstörung (das Gefühl, wie benebelt zu sein)
- Hörvermögen beeinträchtigt, Ohrgeräusche
- Sehstörung (z.B. verschwommenes Sehen, Flimmern vor den Augen),
- Verschlechterung des Sehvermögens bis hin zur Blindheit

Mögliche Symptome, Beschwerden und Erkrankungen aufgrund von Bakterienherden in toten Zähnen, seien sie wurzelgefüllt oder nicht.[60]

Die Diagnose
von Bakterienherden im Gebiß

Die sichere Diagnose von Zahnherden ist nur mit verläßlichen Methoden möglich und erfordert außerdem viel Erfahrung. Nur aufgrund einer richtigen Diagnose können die nötigen Maßnahmen zur Herdbeseitigung getroffen werden. Das erfordert die Lokalisierung *aller* virulenten Herde, damit der Patient seine Herderkrankungen wirklich und dauerhaft überwinden kann. Wird auch nur ein einziger Herd übersehen, bleiben die Heilerfolge unbefriedigend, weil eine der Krankheitsursachen bestehen bleibt.

Folgende Methoden können zur Herddiagnose verwendet werden:

1. Gebißuntersuchung. Bakterienherde im Zahnhalteapparat aufgrund einer Parodontitis kann der Zahnarzt bei der Untersuchung des Gebisses finden (Kapitel 2). Die Virulenz dieser Herde kann mit Hilfe der Orotox-Dentalanalyse abgeschätzt werden.

2. Vitalitätstest. Unbemerkt abgestorbene Zähne können mit einem Vitalitätstest (Prüfung durch Kältereiz) gefunden werden.[61] Erfolgt keine Reaktion, ist der Zahn tot. Allerdings ist Vorsicht geboten: Zähne mit dicker Schmelzschicht oder einer Krone können die Reaktion abschwächen, so daß mitunter gesunde Zähne fälschlicherweise für tot erklärt werden. Reagiert der Zahn hingegen, so lebt er, aber dessen Pulpa kann bereits entzündet oder sogar im Sterben begriffen sein. Selbst bei feuchter Gangrän (feuchtes, abgestorbenes Gewebe im Zahn) kann eine Reaktion erfolgen, was zur Fehldiagnose führt.[62] – Abgestorbene Zähne müssen einer Wurzelbehandlung unterzogen oder entfernt werden.[63]

3. Röntgenaufnahmen zeigen die wurzelgefüllten Zähne. Auch können zum Teil fortgeschrittene Entkalkungsschäden an der Zahnwurzel und im umgebenden Kieferknochen erkannt werden. Das Röntgenbild erlaubt jedoch bestenfalls eine Spätdiagnose, wenn bereits schwere Schäden entstanden sind und der Patient womöglich jahrelang unter diesen virulenten Bakterienherden gelitten hat und schwer erkrankt ist.

Oft bleiben selbst schwerwiegende Schäden im Kieferknochen (Kapitel 3) auf dem Röntgenbild unsichtbar. Entsprechend oft werden falsche Befunde erhoben. So können die zerstörten Knochenpartien im Schatten des wurzelgefüllten Zahnes liegen und unerkannt bleiben. Abhilfe versprechen 3D-Röntgenaufnahmen, die jedoch mit einer erhöhten Strahlenbelastung verbunden sind, da zur dreidimensionalen Darstellung Hunderte von Aufnahmen gemacht werden. Falls Knochen und Wurzelspitze durch Fäulnisbakterien entkalkt worden sind, ist die Durchlässigkeit für Röntgenstrahlen erhöht, was als lokale Aufhellung im Röntgenbild sichtbar ist. Doch im bakterienverseuchten Entzündungsareal werden Metalle wie Kupfer, Eisen und Zink angereichert, welche die Strahlen stark absorbieren, so daß die entkalkten Areale mit ihrer Aufhellung wieder abgedunkelt werden und deshalb oft nur schwer erkannt werden können und mitunter sogar gänzlich unsichtbar bleiben. Selbst hochgradig zerstörter Kieferknochen kann meist nicht mittels Röntgen diagnostiziert werden. Lediglich 30 bis 40 Prozent solcher Herde sind auf Röntgenbildern zu lokalisieren, und diese wohlgemerkt nur im Endstadium.[64]

Röntgenbilder können größere Granulome sichtbar machen, das sind kapselförmige Bindegewebsbarrieren an der Wurzelspitze, die von Leukozyten und Lymphozyten infiltriert werden, um Bakterien abzutöten, die aus dem toten Zahn auswandern, und um Verwesungsgifte der Fäulnisbakterien des toten Zahnes abzubauen. Granulome sind also eine Abwehrmaßnahme des Körpers, um die Bakterien- und Giftbelastung des Körpers durch den wurzelgefüllten Zahn zu verringern. Kleinere Granulome bleiben unsichtbar. Fehlt dem Körper die Kraft zur Granulombildung, so fehlt dem Patienten diese halbwegs schützende Barriere und er ist unvermindert den Bakteriengiften des toten Zahnes ausgesetzt. Also gerade bei jenen kritischen Fällen, wenn Bakterienherde besonders belastend wirken, ist auf dem Röntgenbild nichts zu sehen.

Die Besiedlung der Dentinkanälchen und winziger Spalten zwischen Wurzelfüllung und Zahnsubstanz durch Bakterien bleibt auf Röntgenbildern gleichfalls unsichtbar, selbst wenn die Herde in hohem Maße virulent sind und den Organismus stark belasten.

Zusammenfassung: Röntgenaufnahmen sind eine wertvolle und unverzichtbare Hilfe bei der Diagnose und für die Dokumentation. Die Aussagekraft von Röntgenbildern hat jedoch Grenzen, weil lediglich starke Schäden an Zahnsubstanz und Knochengewebe erkennbar sind, und diese auch nur zum Teil, während Bakterienherde in vielen Fällen unsichtbar bleiben, selbst wenn diese eine starke Schadwirkung ausüben und lebensbedrohliche Herderkrankungen verursachen.

Mit Hilfe des digitalen Röntgens kann die Strahlenbelastung gegenüber herkömmlichen Röntgengeräten auf etwa ein Zehntel gesenkt werden. Außerdem liefert das digitale Röntgen schärfere Aufnahmen, die Bilder können vergrößert werden. Krankhafte Veränderungen am Zahn oder im Kieferknochen sind besser erkennbar. Deshalb ist das digitale Röntgen zu bevorzugen.

4. Cavitat-Ultraschalluntersuchung, um Schäden im Kieferknochen zu finden, die auf Röntgenbildern oft unsichtbar bleiben. Diese Methode wird ausführlich in Kapitel 3 erläutert.

5. Orotox-Dentalanalyse nach Professor HALEY, früher auch als *Topas-Test (Toxicity Prescreening Assay)* bezeichnet. Diese einfache und schnelle, dabei recht preiswerte und verläßliche Diagnosemethode wurde unter der Leitung von BOYD HALEY und CURT PENDERGRASS entwickelt und erlaubt halbquantitative Aussagen über das Gefährdungspotential toter (wurzelgefüllter) Zähne sowie vitaler Zähne mit Parodontitis. Dieser Test ist das Ergebnis von 35 Jahren Forschungsarbeit. Es wird von der Flüssigkeit am Zahnfleischsaum (wo das Zahnfleisch am Zahn anliegt) eine Probe entnommen und in ein Gemisch von Reagentien gebracht, welches auf schwefelhaltige Verbindungen von Bakterien und Pilzen einen gelben Farbumschlag erzeugt. Je intensiver der Farbumschlag, um so höher deren Konzentration. Nachgewiesen werden Schwefelwasserstoff (H_2S) sowie andere Sulfhydrylverbindungen wie Methylmercaptan (CH_3SH), Dimethylsulfid (CH_3SCH_3) und Dimethyldisulfid (CH_3SSCH_3), die ausschließlich von anaeroben Bakterien erzeugt werden. Außerdem reagieren thiolhaltige Substanzen wie das Gliotoxin. – Fehler sind möglich, wenn die Probeflüssigkeit mit Blut verunreinigt ist, etwa aufgrund blutenden Zahnfleisches, oder wenn Speichel die Flüssigkeit verdünnt und die Giftkonzentration der Probe verringert. Weiterhin ist zu berücksichtigen, daß Toxine von Bakterienherden an der Wurzelspitze weniger über den Zahnfleischsaum, sondern hauptsächlich über die Blutgefäße im Kieferknochen in den Körper gelangen. Allerdings sind bei solchen toten Zähnen meist auch die Dentinkanälchen und der Zahnhalteapparat infiziert, so daß der Orotox-Test verläßliche Ergebnisse liefert. – Bisher fehlte eine wissenschaftlich gesicherte Nachweismethode, um verdächtige Zähne zweifelsfrei zu identifizieren und das Ausmaß der Belastung durch Bakterientoxine zu ermitteln. Mit Hilfe der Orotox-Dentalanalyse ist dies nunmehr möglich.

Tote Zähne mit Bakterienherden können damit frühzeitig erkannt und gezogen werden, bevor Bakterien und deren Stoffwechselgifte größere gesundheitliche und vielleicht sogar bleibende Schäden anrichten. Auf diese Weise können Bakterienherde gefunden werden, lange bevor Schäden an Zahn und Kieferknochen auf dem Röntgenbild sichtbar werden. Dieser Test hilft zu verhindern, daß auf Verdacht falsche Zähne gezogen werden. Die Orotox-Dentalanalyse erlaubt es, verdächtige, aber noch unauffällige wurzelgefüllte Zähne regelmäßig bei jeder Gebißuntersuchung zu testen und spätestens dann zu entfernen, sobald aus dem latenten Herd mit unterschwelliger Giftbelastung ein virulenter Bakterienherd mit hoher Giftbelastung geworden ist.

Diese revolutionäre Diagnosemethode ist unverzichtbar für den ganzheitlich orientierten Zahnarzt. Trotzdem darf nicht vergessen werden, daß auch der unauffällige wurzelgefüllte tote Zahn in der Regel Bakterienherde enthält und damit den Körper durch Fäulnisgifte und Bakterien belastet. Selbst der tote Zahn mit einer unauffälligen Wurzelfüllung wird früher oder später Beschwerden bereiten, ohne daß der Patient die wahre Ursache erahnt.

Da die Orotox-Dentalanalyse in vielen Ländern anerkannt und auch in der EU zertifiziert ist, gilt ein positiver Befund als Beweis vor Gericht, daß die Entfernung eines wurzelgefüllten Zahnes medizinisch notwendig gewesen ist. Das hilft dem Zahnarzt, Klagen und Schadenersatzansprüche wegen Körperverletzung abzuwehren, denn Röntgenbilder, die ebenfalls als Beweismittel akzeptiert werden, sind in vielen Fällen selbst bei hochgradig virulenten Bakterienherden nicht aussagekräftig. Ansonsten helfen nur Fotos und teure toxikologische Untersuchungen des extrahierten Zahnes, die allerdings nur nachträglich erbracht werden können, wenn der Eingriff bereits irreversibel erfolgt ist. Untersuchungsergebnisse mit Hilfe der nachfolgend dargestellten bioelektrischen Diagnosemethoden werden hingegen nicht vor Gericht anerkannt. – Diese Rechtssicherheit aufgrund der Orotox-Dentalanalyse hilft auch dem Patienten, weil sie nunmehr von ihren toten Zähnen befreit werden können, ohne daß der Zahnarzt existenzgefährdende Prozesse vor Gericht befürchten muß. Denn die bisherige Rechtsprechung hatte zur Folge, daß viele Zahnärzte die Extraktion eines wurzelgefüllten Zahnes ohne medizinische Indikation (sichtbare Schäden auf dem Röntgenbild) ablehnen, selbst wenn die Patienten ihren Wunsch schriftlich bestätigen und auf Klage und Schadenersatz verzichten, da trotzdem Krankenkassen wiederholt geklagt haben. Diese verhängnisvolle Praxis kann nun dank der Orotox-Dentalanalyse beendet werden.

6. Elektroakupunktur nach VOLL (EAV), Bioresonanz und andere bioelektrische Verfahren werden von manchen Ärzten, Zahnärzten und Heilpraktikern zur Herdsuche benutzt. Diese Methoden sind jedoch nicht allgemein anerkannt und können zu Fehldiagnosen führen: Bakterienherde in wurzelgefüllten Zähnen werden übersehen und bleiben bestehen, während andere Zähne fälschlicherweise als herdverdächtig identifiziert und gezogen werden. Die Entwickler und Anwender dieser Verfahren gestehen diese Unsicherheiten zu und räumen ein, daß man leicht Fehler machen und zu falschen Ergebnissen kommen könne.

Metalle im Zahnersatz verfälschen die EAV, besonders wenn im Mund aufgrund der elektrochemischen Korrosion Ströme fließen. Zahnherde lassen sich dann nicht mit Sicherheit diagnostizieren. Gestört wird die EAV ferner durch Medikamente, denaturierte Nahrung, Infekte, Umweltgifte und durch die technisch erzeugte elektromagnetische Strahlung (z. B. Mobilfunk, Fernsehfunk, Radiofunk, Radar).[65] Der Begründer der EAV, der Arzt REINHOLD VOLL, schränkt ein: „Die von mir aufgestellten Zusammenhänge (zwischen Zahnherd und Organen) gelten nur bei normaler Kieferbildung, bei normaler Zahnstellung, bei normal stattgehabtem Zahndurchbruch."[66] Ansonsten bestehe nur eine bedingte Gültigkeit. Das heißt, bei vielen Patienten braucht man es mit dieser Methode nicht zu versuchen, weil die Voraussetzungen nicht erfüllt sind.

FRITZ KRAMER schreibt in seinem *Lehrbuch der Elektroakupunktur* unter der Überschrift „Die Grenzen der Elektroakupunktur" (EAP): „Das Messen mittels EAP will gelernt sein." Das Lernen erfordert Geduld und Zeit. Die Meßpunkte variieren von Patient zu Patient. Die Ergebnisse der Widerstandsmessung können variieren, je nachdem, ob der Patient eine dicke oder dünne Haut hat, ob sie feucht oder trocken ist. Die EAP-Messungen seien nach KRAMER von elektrischen Störeinflüssen frei zu halten. Doch bei welchen EAP-Tests wird darauf geachtet? Welcher Arzt schirmt seine Praxis gegen Elektrosmog ab? Auch müsse sich der Zahnarzt bioelektrisch im Gleichgewicht befinden.[67] Wie soll der Patient das beurteilen? Ferner heißt es, bioelektrische Tests können an verschiedenen Tagen zu unterschiedlichen Ergebnissen führen. Es wird also eingestanden, daß bioelektrische Testverfahren nicht wiederholbar und damit nicht zuverlässig sind.

Es besteht somit kein Anlaß, diese unsicheren bioelektrischen Diagnosemethoden zu nutzen, zumal mit der Orotox-Dentalanalyse eine verläßliche Methode zur Verfügung steht. Dennoch sollten diese Verfahren nicht grundsätzlich abgelehnt werden, weil zahlreichen Patienten bei der Herdsuche geholfen werden konnte. Doch angesichts der Wahrscheinlichkeit falsch positiver und falsch negativer Befunde gilt es, kritisch zu bleiben und bioelektrische Methoden allenfalls ergänzend einzusetzen.

7. Thermographie. Bei diesem Verfahren wird die Wärmeabstrahlung von Geweben gemessen und in digitale Bilder transformiert. Damit können versteckte Entzündungsherde gefunden werden, bevor sie große gesundheitliche Probleme bereiten, also auch bei Parodontitis und infizierten Zähnen. Die Thermographie ist preiswert und aussagekräftig, sie ist frei von Eingriffen, ohne Strahlenbelastung und liefert sofort die gewünschten Bilder. Die *Computertomographie* hingegen, mit der ebenfalls anatomisch-pathologische Veränderungen diagnostiziert werden können, ist mit einer Strahlenbelastung verbunden, die tausendfach höher ist als die einer normalen Röntgenaufnahme des Brustkorbes.

Der Arzt KARL WINDSTOSSER, der in seiner Praxis mit dem Leiden und Elend von Patienten mit Herderkrankungen konfrontiert war, formulierte den „diagnostischen Leitsatz: Jeder wurzeltote Zahn, ob behandelt oder nicht, beschwerdefrei oder nicht, ist als herdverdächtig anzusehen, auch wenn er röntgenologisch keine periapikalen Veränderungen zeigt."[68] (Keine Auffälligkeiten um die Wurzelspitze herum.)

Weiterhin heißt es bei ihm:

- „Es besteht keine Veranlassung für eine Annahme ‚steriler‘, ‚latenter‘, ‚schlummernder‘ oder ‚stummer‘ Herde.
- Die Unterlassung einer technisch einwandfreien Vitalitätsprüfung und Röntgenaufnahme aller nicht mehr voll vitalen oder sonstwie stark veränderten, besonders parodontösen Zähne im Rahmen einer zahnärztlichen Untersuchung ist ein Kunstfehler.
- Bei Herdverdacht sind auch Zahnlücken und Stellen retinierter Zähne grundsätzlich zu röntgen.
- Größe, Stadium und Lokalisation eines dentalen Herdes besagen nichts über seine fokale Virulenz.
- Bei Gefahr in Verzug (Karzinom, Lymphogranulomatose, Leukämie, Multiple Sklerose) ist jeder devitale Zahn mit oder ohne ausreichender Wurzelfüllung als Herd zu betrachten.
- Kann ein Zahn nicht mehr am Leben erhalten werden oder wird seine Devitalität festgestellt, so ist er nach Möglichkeit zu extrahieren. Kosmetische und prothetische Einwände haben dem gegenüber nur untergeordnete Bedeutung.
- Bei strengster Indikationsstellung und einwandfreier Technik kann die Vitalamputation versucht werden. Doch muß sich der Patient zu einer alljährlichen Vitalitätsprüfung und Röntgenkontrolle dieser Zähne verpflichten.
- Devitale Zähne dürfen keinesfalls überkront oder als Brückenpfeiler verwendet werden. Ein Verstoß hiergegen ist nach dem heutigen Stand unseres Wissens als Kunstfehler zu bewerten.
- Vitale Zähne dürfen nur aus zwingenden Gründen überkront werden. Der Teil- und Vollprothese ist grundsätzlich der Vorzug zu geben gegenüber der Brücke.

- Vom Patienten apodiktisch geforderte Kronen oder Brücken über devitalen Zähnen dürfen nur noch gegen unterschriftlichen Revers angefertigt werden, der den Patienten über die Gefahren und Komplikationsmöglichkeiten eines solchen Vorgehens aufklärt und zur Übernahme der persönlichen Verantwortung verpflichtet."[69]

Abschließend heißt es bei Dr. WINDSTOSSER: „Es darf einfach nicht vorkommen, wie man es in einer biologischen Praxis an vorwiegend chronisch Kranken fast täglich erlebt, daß ärztlich oder klinisch laufend behandelte Herzkranke, Allergiker, Arthritiker mit einem halben oder ganzen Dutzend Zahnherden herumlaufen."

Die Häufigkeit von Zahnherden

Um eine Vorstellung zu bekommen, wie häufig Zahnherde bei Gesunden und Kranken sind, seien die Zahlen verschiedener Erhebungen wiedergegeben:

- 150 Leichen: 8 Gebisse herdfrei (5,3 Prozent), 142 Gebisse mit 1137 Herden (8 Herde pro Gebiß).
- 500 Patienten mit verschiedenen Krankheiten: 5,6 Herde pro Gebiß.
- 50 000 Schulkinder: Von ihnen hatten 80 Prozent Herde.
- Bei 80 bis 90 Prozent von 1417 Patienten mit verschiedenen Krankheiten konnten Herde nachgewiesen werden.
- Bei 1400 zufällig ausgewählten Krankenhauspatienten konnten bei nahezu allen ein bis mehrere Zahnherde festgestellt werden.
- Bei 238 Patienten mit einem Durchschnittsalter von 47 Jahren konnten 936 tote Zähne festgestellt werden. Das

waren 636 Herde und 633 sonstige Veränderungen (Verschattungen, Sequester, Restostitiden, Nischen, Kavernen, usw.). Je Patient: 2,6 Herde, 3,9 devitale Zähne, 6,6 Störfelder pro Gebiß.[70]

Die vollständige Beseitigung von Zahnherden

Bakterienherde befinden sich nicht nur in toten Zähnen, sondern oft ist auch das Parodontalgewebe infiziert und sogar das umliegende Knochengewebe ist in vielen Fällen von Fäulnisbakterien besiedelt. Deshalb sollte nach der Extraktion das Zahnfach gründlich, aber schonend ausgeschabt werden und gegebenenfalls infizierte Knochenareale vorsichtig entfernt werden. Wird dies unterlassen, so besteht die Gefahr, daß die Wunde zwar verheilt und der Knochen oberflächlich zuwächst, im Inneren des Knochens jedoch ein Herd bestehen bleibt. Das kann zu einer Ostitis (Entzündung im Kieferknochen) führen, zu Osteolyse (Auflösung und degenerative Aufweichung des Knochengewebes) und zur Osteonekrose (das Absterben von Knochenzellen, mehr darüber in Kapitel 3).

Die Gefahr, daß Restherde im Kieferknochen bestehen bleiben, ist besonders bei Patienten mit einem schwachen Immunsystem gegeben, die jahrelang unter Herderkrankungen gelitten haben und deren Körper oft nicht mehr die Kraft hat, diese Infektionen nach der Extraktion des toten Zahnes selbst auszuheilen. Deshalb ist bei diesen Patienten besondere Sorgfalt und Gewissenhaftigkeit bei der Säuberung des Zahnfaches geboten. Außerdem kann das Parodontalgewebe und das umliegende Knochengewebe noch immer belastet sein mit toxischen Rückständen von Devitalisationspasten, Wurzelfüllmaterialien und Schwermetallen. Bei einer gründlichen Säuberung werden diese Giftrückstände ebenfalls beseitigt. Weiterhin ist darauf zu achten, daß wirklich alle Herde beseitigt werden. Bleibt auch nur ein einziger Herd unerkannt bestehen, so wird die Heilung unbefriedigend bleiben und eine vollständige Genesung verhindert.

Es kostet die Patienten gewiß Überwindung, ihre teuren Kronen, Brücken oder Prothesen opfern zu müssen, die auf den toten Zähnen befestigt sind. Doch die Heilung chronischer Herderkrankungen erfordert diese Maßnahmen zur vollständigen Herdbeseitigung. Wer dazu nicht bereit ist, muß mit seinen toten goldüberkronten Zahnruinen, diesen „goldenen Särgen" (BIRCHER-BENNER), das „gekrönte Leiden" (Professor ZABEL) erdulden.

Nach der Herdbeseitigung sind regelmäßig Nachuntersuchungen zu empfehlen, mindestens einmal jährlich, damit neue Herde frühzeitig erkannt und entfernt werden können.

Abschließend sei nochmals darauf hingewiesen, daß Zahnherde möglichst früh beseitigt werden müssen, bevor es zu schweren oder sogar bleibenden Schäden kommt. Die Alterung aufgrund der jahrelangen Belastung durch Verwesungsgifte aus toten Zähnen läßt sich nicht wieder rückgängig machen. Patienten mit Alzheimer-Demenz, Multipler Sklerose oder Krebserkrankungen werden nicht wieder ihre ursprüngliche Gesundheit erlangen, wenngleich die vollständige Entfernung aller Zahnherde die Voraussetzung für jede Besserung ist. Die Heilung erfordert die Beseitigung der Krankheitsursachen. Bleiben die krankmachenden Zahnherde unerkannt bestehen, so bleiben alle anderen Maßnahmen unbefriedigend.

Was ist zu tun, wenn sich der Zahnarzt weigert, die beherdeten toten Zähne zu ziehen? Dr. JOSEF ISSELS hat seinen Patienten den Ratschlag gegeben, von ihren Zahnärzten eine schriftliche „Verantwortungserklärung" unterschreiben zu lassen, wonach die toten Zähne keinen Schaden verursachen können. Dazu war seinerzeit kein Zahnarzt bereit. Alle Zahnärzte sind daraufhin den Wünschen ihrer Patienten nachgekommen und haben die toten Zähne gezogen.[71] – Der Krebsarzt Dr. ISSELS hat die Behandlung von Krebspatienten als sinnlos abgelehnt, die nicht bereit waren, ihre toten Zähne entfernen zu lassen.

Begleitende Maßnahmen
zur Überwindung von Herderkrankungen

Voraussetzung für eine wirkliche und anhaltende Heilung ist die *vollständige* Beseitigung *aller* Herde im Gebiß. Die Herdbeseitigung darf bei Krankheit nicht aufgeschoben werden, erst recht nicht bei schweren Herderkrankungen wie Krebs.

Der Körper eines Herdpatienten hat Schwerstarbeit zu leisten bei der Abwehr von Fäulnisbakterien, bei Abbau und Ausscheidung von Verwesungsgiften, bei der Aufrechterhaltung der Lebensfunktionen und der Regeneration der geschädigten Gewebe und Organe nach der Herdbeseitigung. Deshalb darf sich der Patient nicht belasten durch Tabakrauch und Alkoholkonsum, nicht durch Umweltgifte, Wohngifte und Arzneigifte, nicht durch Dauerstreß oder Überanstrengung. Alle schädigenden und schwächenden Einflüsse sind zu vermeiden.

Der Patient braucht zur Regeneration ausreichend Schlaf und Erholung. Die Nahrung sollte aus Obst und Gemüse bestehen. Hilfreich sind frischgepreßte Möhren- und Gemüsesäfte. Auf die ausreichende Zufuhr reinen Wassers ist zu achten, denn mit reichlicher Wasserzufuhr, auch über Obst und Gemüse, wird dem Körper die Giftausscheidung erleichtert. Deshalb ist es besser, mehr Wasser zu trinken als zu wenig. Wasserüberschuß kann schnell über die Nieren ausgeschieden werden, bei Wassermangel ist der Körper gezwungen, Wasser zu sparen, was zu Lasten der Giftausscheidung und damit der Heilung geht. Außerdem sind Spazierengehen und leichtes Wandern zu empfehlen, wenn sich der Patient dazu aufgelegt fühlt. Überlastung ist jedoch zu vermeiden. Schwerkranke Patienten dürfen sich keinesfalls zur Bewegung zwingen. Auch Sonnenbaden stärkt das Immunsystem, allerdings darf es mit dem Sonnen nicht übertrieben werden (mehr darüber in meinem Buch *Sonnenlicht – das größte Gesundheitsgeheimnis*). Schwerkranke und stark geschwächte Patienten, die überhaupt keine Sonne ertragen, müssen die Sonne vorerst meiden, bis sie sich infolge der Herdbeseitigung so weit erholt haben, daß sie wieder wohldosierte Sonnenbäder nehmen können.

Tod durch falsche Zahnmedizin

MARTIN FISCHER, Arzt und Professor für Physiologie an der Universität von Cincinnati, schrieb in seinem Buch *Death and Dentistry* (Tod durch Zahnmedizin): „In ihrem zwanghaften Streben ‚Rettet den Zahn' verlieren die Zahnärzte zunehmend ihre Patienten." – So werden die toten Zahnruinen unbedingt erhalten, allerdings auf Kosten der Gesundheit, und viele Patienten verlieren dadurch sogar ihr Leben, so Professor FISCHER, Verfasser von acht medizinischen Büchern und Übersetzer weiterer fünf Bücher.[72]

Bereits der verdienstvolle Dr. WESTON PRICE verlangte, die Zahnärzte sollten sich endlich über ihren Einfluß auf die Gesundheit ihrer Patienten klarwerden und über ihren Beitrag zum enormen Anstieg degenerativer Erkrankungen nachdenken. Die Chirurgie hat in den vergangenen Jahrzehnten große Fortschritte gemacht. Es wird alles operiert, herausgeschnitten und amputiert, was Beschwerden bereiten, zu Komplikationen führen oder das Leben des Patienten gefährden könnte: Geschwüre, Wucherungen und Tumore, kranke Gewebe, abgestorbene Zehen, Füße und Beine von Diabetikern und Rauchern. Nur bei toten Zähnen wird seltsamerweise eine Ausnahme gemacht. Es wird sogar danach gestrebt, diese Zahnruinen mit allen Mitteln zu erhalten, selbst wenn der Patient das mit seiner Gesundheit und schließlich vielleicht sogar mit seinem Leben bezahlen muß.

GEORGE MEINIG, Gründungsmitglied der Amerikanischen Gesellschaft für Endodontologie[73], konstatiert nach 47 Jahren selbst praktizierter Wurzelkanalbehandlung: „Bis heute haben wir (Zahnärzte) nicht erkannt, in welch hohem Maße wurzelgefüllte Zähne von Bakterien besiedelt sind, auch wenn der Zahn erfolgreich behandelt erscheint. Noch schlimmer ist, wie wenige Zahnärzte über irgendwelche Kenntnisse hinsichtlich der versteckten Folgewirkungen wurzelgefüllter Zähne verfügen, und weshalb sie verantwortlich sind für die unterschiedlichsten degenerativen Erkrankungen, die so oft die Gesundheit ruinieren. Niemand von uns (Zahnärzten) ist sich voll und ganz dessen bewußt, wie viele Menschen aufgrund falscher zahnmedizinischer Behandlung vorzeitig sterben. Kein Zahnarzt wird mit diesen Todesfällen konfrontiert. Keiner weiß darüber Bescheid."[74]

Für den Zahnarzt ist mit der Wurzelfüllung die Behandlung abgeschlossen. Wenn bei der Nachuntersuchung nichts Auffälliges zu erkennen ist, wird die Wurzelfüllung als Erfolg verbucht. Wenn jedoch im Laufe der Jahre der Patient zunehmend unter Beschwerden und Herderkrankungen leidet und ernste gesundheitliche Probleme bekommt, so konsultiert dieser nicht etwa den Zahnarzt, sondern seinen Hausarzt oder einen Facharzt, die kaum die Ursache dieser Erkrankungen in den Bakterienherden toter, wurzelgefüllter Zähne suchen. Das heißt, die Zahnärzte erfahren gewöhnlich nichts vom gesundheitlichen Schicksal ihrer Patienten. Und die Ärzte wiederum, welche die Patienten mit den Herderkrankungen behandeln, suchen, von Ausnahmen abgesehen, nicht die Ursache in den Bakterienherden toter Zähne. So bleibt das Gebiß außerhalb der Betrachtung und die wahren Ursachen werden nicht gefunden.

Professor Dr. LEOPOLD ALTMANN, Chefarzt der Zahnstation Wien-Lainz, riet mit seiner über sechzigjährigen Erfahrung als Professor der Inneren Medizin und als Zahnarzt: „Nicht unter allen Umständen Zähne konservieren lassen, nicht auf die Anfertigung von Kronen und Brückenarbeiten bestehen, sondern sich eher zu Extraktionen entschließen und das fehlende Kauvermögen durch herausnehmbare Kronen und Brückenarbeiten ergänzen. Wenn man früher die Erhaltung des Kauvermögens ohne Rücksicht auf den Gesamtorganismus als die Aufgabe der konservierenden Zahnheilkunde auffaßte, so muß die Forderung der heutigen Zeit dahin gehen, dem Patienten die Zähne gesund zu erhalten, aber nicht um jeden Preis Zahnleichen zu konservieren."[75] Professor ALTMANN verlangte nach universal denkenden Ärzten, nach Dr. med. univ., deren Horizont nicht durch einseitige Spezialisierung beschränkt ist. Er bedauerte, daß Ärzte und Internisten über Zahnheilkunde meist „viel zu wenig wissen", daß „die Zähne für sie nur ein peripheres Organ sind", die sie gewöhnlich überhaupt nicht oder allenfalls am Rande interessieren. ALTMANN warnte vor dem Zahnarzt als bloßem Kosmetiker. „Der Zahnarzt sieht nur den mehr oder weniger schönen Mund. Sonst nichts. Alles andere ist ihm gleichgültig geworden."[76] Und so klagte Professor ALTMANN am Ende seines Lebens: „Die heutige Zahnheilkunde hat mit Medizin nichts zu tun."[77]

Professor ALTMANN verhalf vielen Tausenden Patienten durch totale Gebißsanierung wieder zur Gesundheit. Er veröffentlichte seine Erkenntnisse, doch sie wurden bisher weitgehend ignoriert. Er schloß nach der Schilderung von Patientenschicksalen, von Menschen, die durch Zahn- und Kiefererkrankungen und toxischen Zahnersatz zugrundegegangen sind, mit den Worten: „Das ist die Tragik, das bedrückt mich, weil ich das Ganze übersehen kann. Mit meinen Kenntnissen als Professor der Inneren Medizin und als Zahnarzt und meinen sechzigjährigen Erfahrungen kenne ich alle diese Zusammenhänge ... das fehlt eben den anderen!"[78] Die Tragik wird wohl jeder ermessen können, der miterlebt hat, wie Schwerkranke durch vollständige Gebißsanierung wieder gesund wurden, wie sie geradezu wieder zu den Lebenden auferstanden sind. Welche Leiden blieben den Menschen erspart, würden die Erkenntnisse der modernen Herdforschung zum Allgemeingut aller Zahnärzte, aller Urologen, Kardiologen und Internisten, aller allgemeinen

Ärzte! – Es gilt, die einseitige Spezialisierung zu überwinden und zu einer ganzheitlichen Medizin zu finden. Gegen Spezialisierung ist nichts einzuwenden, sie ist sogar segensreich, sofern der Bezug zum ganzen Menschen, zu einer ganzheitlichen Heilkunde und Gesundheitslehre gewahrt bleibt.

Die Erhaltung toter Zähne darf niemals auf Kosten der Gesundheit gehen und mit der Verringerung der Lebenserwartung erkauft werden. Die Zahnheilkunde muß als Teil der Heilkunde verstanden werden, deren Ziel darin besteht, ein gesundes Gebiß mit vitalen Zähnen zu erhalten und so zur Erhaltung der allgemeinen Gesundheit beizutragen. Die Erhaltung von toten Zähnen ist verfehlt, weil dies leicht auf Kosten der Gesundheit geht.

Die Zahnheilkunde darf keine Krankheiten verursachen und mit der Erhaltung toter Zähne um jeden Preis sogar zur Todesursache werden, wie MARTIN FISCHER, WESTON PRICE und GEORGE MEINIG so eindringlich gewarnt haben. Ansonsten verfehlt sie ihr eigentliches Ziel. Der Internist SIEGFRIED FUDALLA hat festgestellt: „Jeder Zahnarzt sollte sich dessen bewußt werden, daß er mit einer Wurzelfüllung eine Tätigkeit ausübt, die hart an der Grenze einer Körperverletzung steht." [79] Und der Zahnarzt ERNESTO ADLER faßt zusammen: Besonders bei gefüllten, wurzelbehandelten Backenzähnen ist kein Kompromiß möglich, es kommt sonst zu Tragödien. [80]

Vitale Zähne mit einer gesunden Pulpa sind unbedingt zu erhalten. Bei toten Zähnen ist das Ziel der Erhaltung der Kaufähigkeit und die Vermeidung von Zahnlücken zweitrangig. An erster Stelle steht die Gesundheit. Besonders bei schweren Erkrankungen dürfen keine Kompromisse eingegangen werden. – Eine alte Weisheit besagt: „Gesund alt kann man nur werden, wenn man gesunde Zähne hat oder gar keine."

Was machte man früher mit toten Zähnen?

Bereits im Altertum litten die Wohlhabenden unter Karies und toten Zähnen, wenn sie häufig Honig, Trockenfrüchte und süße Speisen verzehrten. Die alte Medizin in Ägypten und Griechenland, in Indien und China lehrte: Tote Zähne müssen gezogen werden. Schon in der Antike wußten Ärzte, daß kranke Zähne Krankheiten nach sich ziehen.

Von einer assyrischen Tontafel aus dem Jahre 700 v. Chr. wurde folgender Text entziffert, geschrieben von einem Hofarzt an seinen König: „Er, dessen Kopf, Hände und Füße entzündet sind, verdankt diese Krankheit dem Zustand seiner Zähne. Die Zähne meines Herren müssen entfernt werden, aus diesem Grunde ist sein Inneres entzündet. Die Schmerzen werden sofort verschwinden, sein Zustand wird zufriedenstellend sein." [81]

Eine Geschichte aus dem alten Ägypten: „Vor etwa zweieinhalb Jahrtausenden regierte der Pharao Annaper Essa, der an chronischem Gelenkrheuma litt. Sein Leibarzt Arad Nissa hatte schon alle nur denkbaren Methoden und Mixturen an dem königlichen Patienten ausprobiert, doch leider ohne jeden Erfolg. Die Qualen wurden immer heftiger und ließen sich durch nichts mehr beeinflussen. Der Tag kam, da der verständlicherweise äußerst ungnädig gestimmte Herrscher seinem Arzt ein Ultimatum stellte: Entweder er befreie ihn von seinen Schmerzen oder der Kopf sollte ihm abgeschlagen werden. Da Nissa nichts anderes mehr einfiel, wandte er in seiner Not eine noch kaum erprobte Außenseitermethode an, von der er gerüchteweise gehört hatte. Er zog dem Pharao sämtliche faulen Zähne! Doch siehe da, was er selbst kaum für möglich gehalten hatte, geschah: Kaum waren die toten

Zähne draußen, da verschwanden auch die Schmerzen wie durch Zauberei. Der Pharao fühlte sich wie neugeboren und der Leibarzt wurde nicht geköpft, sondern reich belohnt."[82]

Auch HIPPOKRATES (ca. 460 – 375 v. Chr.) hatte schon die Gefahren von Zahnherden erkannt.[83] PIERRE FAUCHARD (1678 – 1761), von manchen Autoren als Begründer der wissenschaftlichen Zahnheilkunde bezeichnet, schrieb: „Aus dieser und vielen anderen Observationen ist anzunehmen, daß der Beinfresser (gemeint sind wohl Knochenentzündung, Knochenzersetzung, Gangrän – der Verfasser) der Grund seyn kann von mancherley Kranckheiten. Bisweilen ergreifen die Schmerzen, so dieser Beinfresser erreget, den ganzen Kopf; ein andermal greifen sie nur ein einziges Theil davon an; und geht dieses oft auf eine so verborgene Weise vor, daß man kaum gedencken sollte, daß eine solche Wirkung von ihrer wahrhafften Ursache herrühret. Deswegen muß man in anderen fast dergleichen Fällen nicht unterlassen den Zustand der Zähne wol zu untersuchen, und selbige aufzuopfern, wenn es nöthig ist, damit man je eher je lieber von den Kranckheiten befreyet werde, welche dieselbe veranlassen, und die sehr schlimme Folgen nach sich ziehen können."[84]

Kapitel 2

Parodontitis: Entzündungsherde im Zahnhalteapparat

Wenn du nicht bereit bist,
dein Leben zu ändern,
kann dir nicht geholfen werden.

HIPPOKRATES

Neunzig Prozent der Erwachsenen leiden hierzulande zumindest zeitweise unter Zahnfleischentzündung (Gingivitis). Das Zahnfleisch ist anfangs leicht gerötet und angeschwollen, es neigt beim Zähneputzen zu Blutungen. Mit der Verschlimmerung der Entzündung rötet sich das Zahnfleisch und kann sogar dunkelrot werden.

Hält die Zahnfleischentzündung längere Zeit an, kann sich die Entzündung auf den Zahnhalteapparat ausdehnen. Es kommt zur Parodontitis, unter der ein Drittel der Erwachsenen leiden, wobei mit zunehmendem Alter die Anzahl der Parodontitisfälle steigt.

Als Zahnhalteapparat (Parodontium – neben dem Zahn) wird die Verankerung des Zahnes im Zahnfach des Kieferknochens (Alveole) bezeichnet. Der Spalt zwischen der Zahnwurzel und der Wand des Zahnfachs ist nur wenige Zehntelmillimeter breit und mit Bindegewebe ausge-

111

füllt. Die Zahnwurzel hängt an feinen Kollagenfasern, etwa 28 000 pro Quadratzentimeter, die alle bei Kaubelastung auf Zug beansprucht werden, den Zahn im Zahnfach zentrieren, die enormen Kräfte beim Kauen auffangen und gleichmäßig in den Kieferknochen einleiten, ohne daß dieser durch übermäßige Belastung zerstört wird. Die Zugkräfte regen die Osteoblasten zum Knochenaufbau und zur Verstärkung des Knochengewebes an, während Druckkräfte den Knochenabbau fördern. Der Zahnhalteapparat ist also perfekt gestaltet.

Doch der Zahnhalteapparat kann durch Bakterienherde geschädigt und allmählich zerstört werden. Bleiben die Ursachen einer Parodontitis bestehen, so wird die Entzündung chronisch und breitet sich im Bindegewebe des Zahnhalteapparats immer weiter in die Tiefe aus. Die Bakterien bilden Enzyme, die das Bindegewebe recht schnell auflösen. Dabei wird auch das Kollagen der Fasern zerstört, die den Zahn im Kiefer halten und befestigen.

Mit der Auflösung des Zahnhalteapparats bilden sich Zahnfleischtaschen, die mit der Zeit immer tiefer werden und in denen sich Gärungs- und Fäulnisbakterien dauerhaft einnisten. Sie leben von Speiseresten und schädigen mit ihren Stoffwechselgiften das umliegende Parodontalgewebe. Die Parodontitis verschlimmert sich, der Zerstörungsprozeß wird beschleunigt und geht immer weiter in die Tiefe. Aufgrund der Verwesungsprozesse in den Zahnfleischtaschen kann übler Mundgeruch verursacht werden. Mit zunehmender Auflösung der Haltefasern und Knochenschwund lockert sich allmählich der Zahn und fällt schließlich aus.

Die Ursachen für Erkrankungen des Zahnfleisches und des Zahnhalteapparates sind vielfältig:
• Ständige Belastung des Zahnfleisches durch Tabakrauch,

das dadurch geschwächt und entzündungsanfällig wird. Das Rauchen ist eine der Hauptursachen der Parodontitis.

- Belastung durch Umweltgifte.
- Quecksilberbelastung durch Amalgamfüllungen, Schwermetallbelastung durch Dentallegierungen.
- Schwächung des Bindegewebes durch Vitamin-C-Mangel, weil zu wenig Obst und Gemüse gegessen wird. Auch zur Kollagensynthese, also zum Aufbau und zur Stärkung der Haltefasern wird Vitamin C gebraucht, ebenso Magnesium, das am besten über Gemüse und Grünblattsalate zugeführt wird.
- Abwehrschwäche, etwa aufgrund von Bakterienherden in toten Zähnen.
- Beständige Reizung und Verletzung des Zahnfleischs durch scharfkantige überstehende Ränder von Füllungen, Inlays und Kronen, ebenso durch Zahnstein.
- Zahnbelag, besonders an überstehenden Rändern von Füllungen, Inlays und Kronen, wo sich Bakterien dauerhaft einnisten. Mit jeder Zucker- und Stärkemahlzeit, vor allem beim Verzehr von Süßigkeiten, Backwaren, Brot und Mehlspeisen, werden diese Bakterien mit Nahrung versorgt. Die dabei entstehenden Gärungsprodukte belasten und schwächen das Zahnfleisch, das entzündungsanfällig wird.
- Zahnfleischbluten begünstigt die Bildung von Zahnbelag, wodurch wiederum die Entzündung von Zahnfleisch und Zahnhalteapparat gefördert wird.
- Bei toten Zähnen können virulente Fäulnisbakterien über die Dentinkanälchen den Zahnhalteapparat infizieren.
- Bakterienherde in toten Zähnen schwächen die Abwehrkraft des Körpers und fördern damit die Parodontitis.

• Eine Schwächung des Immunsystems kann auch durch Fehlernährung bewirkt werden, durch Bewegungsarmut und Sonnenmangel, durch Dauerstreß, Kummer, Sorgen, ständige Überarbeitung sowie durch Belastung mit Umwelt- und Arzneigiften.

Entzündungen von Zahnfleisch und Zahnhalteapparat können allein dadurch vermieden und oft auch geheilt werden, wenn ein großer Teil des Kalorienbedarfs über Obst und Gemüse gedeckt wird. Zucker und Süßigkeiten sind schädlich, ebenso alle gesüßten Speisen, Getränke und Fabriknahrungsmittel, raffinierte Stärkeprodukte und Weißmehlerzeugnisse (Backwaren). Fleisch und Wurst, Milchprodukten wie Käse, Quark und Joghurt fehlt es an Vitamin C und an Mineralstoffen wie Magnesium, die zur Erhaltung eines gesunden Bindegewebes im Zahnhalteapparat und zur Stärkung der Haltefasern gebraucht werden.

Weiterhin ist es notwendig, den Zahnbelag täglich an allen Zähnen möglichst vollständig zu entfernen, vor allem am Zahnfleischsaum.

Zahnfleischtaschen sollten zumindest einmal täglich, am besten nach der Abendmahlzeit, mit einer Munddusche ausgespült werden, damit alle Speisereste entfernt werden und den dort siedelnden Bakterien die Nahrungsgrundlage entzogen wird. Ansonsten belasten diese mit ihren Stoffwechselgiften Zahnfleisch und Zahnhalteapparat. Nur so kann es gelingen, auch an dieser Stelle die Parodontitis abheilen zu lassen. Bei abgeheilter Parodontitis sind die Zahnfleischtaschen weiterhin täglich zu reinigen, damit sich keine neuen Bakterienkolonien bilden und nicht erneut eine Entzündung entsteht. Außerdem empfiehlt es sich, den Zahnstein entfernen zu lassen.

Bakterienherde aufgrund fortgeschrittener Parodontitis
und Belastung des Körpers durch Fäulnisgifte

Kolonien von Fäulnisbakterien im Zahnhalteapparat bilden hochtoxische Verwesungsgifte, die über Blut und Lymphe in den Körper gelangen und ihn belasten. Wenngleich Fäulnisbakterien im Zahnhalteapparat selten so virulent sind wie die in toten Zähnen, so können sie zu ebensolchen Beschwerden, Erkrankungen und gesundheitlichen Beeinträchtigungen führen, wie sie im vorhergehenden Kapitel beschrieben wurden. Die Entzündungen aufgrund der Bakterienherde im Zahnhalteapparat wirken wie ein Schwelbrand auf den Körper, oftmals unmerklich, aber dennoch wirksam. Langfristig werden die schwächsten Organe und Gewebe geschädigt, die allmählich degenerieren und schließlich immer unzureichender ihre Funktion erfüllen.

Bakteriengifte können eine infektiöse Endokarditis fördern (Entzündung der Herzinnenhaut), was lebensgefährlich werden kann. Auch in anderen Organen können Entzündungen entstehen. Obendrein bilden die Bakterien im Entzündungsherd des Zahnhalteapparats Substanzen, die sich an Blutplättchen (Thrombozyten) anheften und diese miteinander verkleben. Dadurch kann es zu einem Blutgerinnsel kommen, zu Herzinfarkt oder Schlaganfall, zu Niereninsuffizienz, Angina pectoris oder zu Durchblutungsstörungen. Eine Untersuchung an zehntausend Personen über 14 Jahren ergab, daß Patienten mit Parodontitis ein vierfach höheres Risiko für Herzinfarkt hatten.[1] Parodontitis erhöht das Risiko für Insulinresistenz der Zellen, wodurch die Entstehung der Zuckerkrankheit (Diabetes mellitus) gefördert und diese Erkrankung verschlimmert wird.[2] Parodontitis kann zu Ekzemen führen, zu Rheuma, Sehbeschwerden, Kopf- oder Ischiasschmerzen, zu all den Symptomen und Erkrankungen, die im vorherigen Kapitel ausführlich erläutert wurden.[3]

Je weiter die Parodontitis fortgeschritten ist, je tiefer und größer die Taschen sind, desto schwerer ist sie zum Stillstand zu bringen. Erforderlich ist die Beseitigung aller Ursachen. Dazu gehört eine reichliche Vitamin-C-Versorgung über Obst und Gemüse sowie die Wiederherstellung eines starken Immunsystems. Die Schwächung des Immunsystems durch Bakterienherde in wurzelgefüllten Zähnen darf nicht länger hingenommen werden. Die Überwindung einer chronischen Parodontitis erfordert also auch die Entfernung aller anderen Zahnherde. Die vollständige Gebißsanierung ist somit unerläßlich. (Mehr über Ursachen und Verhütung der Parodontitis sowie über die Möglichkeiten der Heilung in meinem Buch *Gesunde Zähne*).

*Überprüfung der Virulenz der Bakterien
in den Entzündungsherden des Zahnhalteapparats*

Inwieweit die Stoffwechselgifte der Bakterien im Zahnhalteapparat den Körper belasten, kann mit Hilfe der Orotox-Dentalanalyse überprüft werden.

Kapitel 3

Herde im Kieferknochen

Wann werdet ihr endlich einsehen, daß nicht Gott
Krankheit, Leiden und Niedergang über uns schickt,
etwa um uns zu strafen, sondern daß unsere Blindheit
und unser ahnungsloser Ungehorsam
gegen seine Gesetze dieses Unheil werden lassen.

MAX BIRCHER-BENNER

Bei fortgeschrittener Parodontitis dringen Fäulnisbakterien
vom Zahnhalteapparat in den porösen Kieferknochen ein
und setzen sich dort dauerhaft fest. Auch von toten Zähnen,
seien sie wurzelgefüllt oder nicht, können virulente Bakteri-
en über die Dentinkanälchen den Zahnhalteapparat und den
Kieferknochen infizieren, ebenso über Spalten und Ritzen
an der Wurzelfüllung sowie über nicht ausgefüllte Kanäle
an der Wurzelspitze. Besonders infektionsgefährdet ist der
Alveolarfortsatz an der Wurzelspitze toter Zähne.

Die Bakterien im Knochenherd können außerordentlich
virulent sein und die ohnehin bestehenden Herderkrankungen verschlimmern. Wird der tote Zahn gezogen, ohne die
infizierten Knochenareale auszuschaben, so besteht die Gefahr, daß zwar die Extraktionswunde verheilt und das Zahnfach von neuem Knochengewebe ausgefüllt wird, jedoch

der Bakterienherd in der Tiefe des Kieferknochens bestehen bleibt und weiterhin den Körper belastet. Zahnarzt und Patient glauben, der Herd sei beseitigt, doch in Wahrheit existiert ein Teil des Herdes nach wie vor und bereitet unvermindert gesundheitliche Probleme.

Da das Knochengewebe nur schwach durchblutet ist, gelingt es den Abwehrzellen meist nicht, die Bakterien vollständig abzutöten und den Herd aufzulösen, vor allem nicht bei einem ohnehin geschwächten Immunsystem. So bleibt der Herd bestehen und kann sich mit der Zeit sogar allmählich ausweiten. Diese Herde werden als chronische Ostitis (Knochenentzündung) oder auch als Kieferostitis bezeichnet, nicht zu verwechseln mit einer akuten Knochenentzündung (Osteomyelitis).

Knochendefekte an der Stelle des entfernten Zahnes können auch aufgrund mangelhafter Durchblutung entstehen. Im Knochen bildet sich anstatt gesunden Knochengewebes ein fasriges Narbengewebe (ischämische Myelofibrose, Faserknochen, Markfibrose, retikuläre fettige Degeneration). Da die knochenbildenden Zellen (Osteoblasten) eine gute Versorgung mit allen nötigen Mineralstoffen und Vitaminen brauchen, kann die Mangeldurchblutung des geschädigten Knochens zu dessen Degeneration und der Auflösung des Knochengewebes führen. Dieser Prozeß verläuft völlig schmerzlos, so daß solche Herde vom Patienten nicht wahrgenommen werden, auch gibt es keine Schwellung, keine erhöhte Temperatur und keine Eiterbildung, kein Fieber und keine Antikörperbildung. Ein solcher Herd, mehr oder weniger von Bakterien besiedelt, kann lebenslang bestehen, wenn er nicht beseitigt wird.

Diese degenerative Knochenauflösung wird als Osteolyse

bezeichnet oder aufgrund des Absterbens der Knochenzellen auch Osteonekrose genannt. – Kieferostitis und Osteolyse können sich überlagern und gemeinsam vorkommen. Deshalb ist es gleichermaßen gerechtfertigt, von ostitischen Bakterienherden und von osteonekrotischen Herden zu sprechen.

Bakterienherde im Kieferknochen können sich langsam ausbreiten, wodurch die Nachbarzähne gefährdet werden. Mitunter reichen diese Herde bis über das Areal der Weisheitszähne hinaus. Wenn ein toter Zahn mit einem Herd im Kieferknochen zunächst gerettet wird, so gelingt das meist nur vorübergehend für einige Jahre. Breitet sich der Bakterienherd im Kiefer aus, riskiert man die Infektion der Pulpa gesunder Nachbarzähne, die schließlich ebenfalls absterben. Besser ist es, einen toten Zahn rechtzeitig zu entfernen, den Bakterienherd im Kiefer zu beseitigen und die Nachbarzähne vor Infektionen zu schützen.

Auch wenn die degenerative Auflösung der Knochenstruktur vollkommen schmerzlos und unbemerkt erfolgt, so können diese osteonekrotischen Bakterienherde dennoch das Befinden zunehmend verschlechtern und schwere Erkrankungen verursachen Da der Patient jedoch am Herd nichts spürt, wird dort auch nicht nach der Ursache des Leidens gesucht. Die Beschwerden sind unspezifisch und vielfältig. Außerdem bleiben diese degenerativen Knochenschäden auf Röntgenbildern oftmals unsichtbar, so daß der Herd unerkannt bestehen bleibt und die Gesundheit des Patienten ruinieren kann.

Osteonekrotische Herde (abgestorbene Gewebe im Kieferknochen) beherbergen Fäulnisbakterien, die mit ihren hochtoxischen Stoffwechselprodukten den Körper belasten und
die schützende Myelinummantelung der Nerven in der Umgebung des Herdareals zerstören können, so daß die Nerven
blank liegen, was Irritationen, Schmerzen und Fehlfunkti-
onen dieser Nerven zur Folge hat. So ist in solchen Fällen
oft der Trigeminus-Nerv irritiert, vor allem im Unterkiefer.
Die überaus starke Wirkung dieser Bakteriengifte auf die
Nerven wurde im ersten Kapitel bereits ausführlich erläutert.
Verstärkt wird die Giftwirkung durch Schwermetalleinlage-
rung im Kieferknochen, etwa durch Quecksilber aus Amalgamfüllungen.

Der *Nervus trigeminus* (lat. Drillingsnerv), der fünfte
Hirnnerv, führt sensible und motorische Fasern, mit denen er
weite Teile des Kopfes erreicht. Seinen Namen verdankt er
der Teilung in drei Hauptäste: Augenast (Nervus ophthalmi-
cus), Oberkieferast (Nervus maxillaris) und Unterkieferast
(Nervus mandibularis). Eine Irritation dieses Nervs (Trigeminus-Neuralgie) ist mit vielfältigen Beschwerden und Störungen verbunden. Gesichtsschmerzen und Kopfschmerzen
können mehrmals pro Tag über Wochen und Monate auftreten; es kann zu Beginn aber auch wochen- bis monatelang
schmerzfreie Perioden geben. Die Schmerzen können ausgelöst werden durch Bewegungen der Gesichtsmuskulatur,
durch Kauen, Sprechen, Schlucken, Zähneputzen, Berührung im Gesicht oder durch kalte Luft, was oft eine Vermei-
dungshaltung des Patienten nach sich zieht, etwa daß er bei
Kälte nicht mehr ins Freie geht.

120

Werden andere Nerven irritiert und in ihrer Funktion gestört, so werden Schmerzen nicht nur im Gesicht und im Kopf (Migräne) verursacht, sondern auch in anderen Körperteilen, etwa im Rücken, in den Schultern oder Armen. Die Funktionsstörung der Nerven beeinträchtigt das allgemeine Wohlbefinden und kann zu Konzentrationsstörungen führen, zu Geh- und Bewegungsstörungen. Wenn die Erregungsleitung im vegetativen Nervensystem gestört ist (vegetative Dystonie), können Symptome folgen wie Nervosität, Unruhe, Unlust zu körperlicher und geistiger Betätigung, Reizbarkeit, Niedergeschlagenheit und Depressionen, Schlaflosigkeit, Schwindelgefühl, Benommenheit, Wechseljahresbeschwerden, Kurzatmigkeit, flache Atmung, Kopfschmerzen, Verkrampfungen der Muskulatur (Wadenkrämpfe, Zehenkrämpfe, Muskelzittern, Muskelzucken), Herzbeschwerden (unregelmäßiger Herzschlag, Herzstolpern, Herzjagen, Herzschmerz, Beklemmungsgefühl in der Brust), Krämpfe in den Blutgefäßen (kalte Hände), Krämpfe im Magen und Magendrücken, Krämpfe im Darm und in der Blase, Verstopfung, Leber-Galle-Beschwerden (starke Blähungen), Verlust der sexuellen Lust. Die Patienten leiden oft unter Antriebsschwäche und Energieverlust, sie ermüden leicht und ihnen fehlt die Ausdauer. Nach Anstrengungen brauchen sie längere Zeit zur Erholung.

Osteonekrotische Herde im Kieferknochen erhöhen außerdem die Entzündungsneigung im gesamten Körper, weil die Fettzellen im degenerierten Gewebe des Herdes Entzündungsbotenstoffe bilden. Diese starken Bakteriengifte beeinträchtigen Enzymsysteme und können sie langfristig geradezu blockieren. Sie schwächen das Immunsystem und lassen es schneller altern, sie führen zu Immunschwäche und einer erhöhten Infektanfälligkeit, sie fördern Allergien und Autoimmunerkrankungen, verursachen rheumatische Erkrankungen wie Arthritis (Entzündung der Gelenkinnenhaut) und Weichteilrheuma mit Gliederschmerzen. Osteonekrotische Bakterienherde im Oberkiefer können sich bis zur Kieferhöhle ausdehnen, wodurch diese Höhlen infiziert werden und sich dort chronische Entzündungen entwickeln.[1]

Zusammenfassend ist festzustellen, daß osteonekrotische Bakterienherde im Kieferknochen ähnliche Symptome, Beschwerden und Erkrankungen verursachen wie Bakterienherde in toten Zähnen. Diese wurden ausführlich im ersten Kapitel erläutert. Auf die Übersicht auf den Seiten 88 und 89 sei nochmals verwiesen.

Die Diagnose osteonekrotischer Herde

Röntgenaufnahmen sind zur Diagnose ostitischer und osteonekrotischer Herde ungeeignet. Solche Herde bleiben auf Röntgenbildern meist unsichtbar.

Doch diese Herde können mit der computergestützten *Cavitat-Ultraschalluntersuchung* lokalisiert werden, ein in den USA entwickeltes und von der amerikanischen Gesundheitsbehörde seit 2002 anerkanntes Verfahren zur Diagnose ostitischer und osteonekrotischer Herde. Eine Überprüfung der Cavitat-Methode an 3742 Patienten hat ergeben, daß sie in 99,99 Prozent der Fälle eine sichere Diagnose ermöglicht (einer von 10000 Herden wird übersehen), während mit dem Röntgen nur 27 Prozent erreicht werden (7300 von 10000 Herden werden übersehen). Auch die Magnetresonanztomographie ist gegenüber der Cavitat-Technik unbefriedigend, weil mit ihr lediglich die Hälfte der Herde richtig erkannt wird. – Die Tauglichkeit der Cavitat-Ultraschalluntersuchung wurde einer strengen Überprüfung unterzogen und ist wissenschaftlich bestätigt. Sie ist sicher, schmerzlos und ohne Strahlenbelastung. Sie wird in den USA inzwischen in großer Zahl genutzt, auch an Universitäten, in Deutschland bisher jedoch nur vereinzelt.[2]

Mit der Cavitat-Ultraschalluntersuchung können Hohlräume und osteonekrotische Areale mit abgestorbenem, fettig degeneriertem Gewebe gefunden und sogar Areale mit beginnender Kieferostitis sichtbar gemacht werden. Verdächtig ist der Knochen an toten Zähnen und an Zähnen mit fortgeschrittener chronischer Parodontitis, ebenso Zahnlücken, wo tote Zähne längere Zeit standen. – Bleiben Herde im Kieferknochen unerkannt bestehen, können sich die Herderkrankungen verschlimmern. Deshalb sollte bei Verdacht die Cavitat-Ultraschalltechnik genutzt werden, auch wenn diese recht teuer ist.

Die Beseitigung osteonekrotischer Kieferherde

Bei einem positiven Befund wird der Herd mit einem kleinen chirurgischen Eingriff entfernt: Mit lokaler Betäubung wird zunächst das Zahnfleisch senkrecht zur Zahnachse aufgeschnitten, dann der Knochen geöffnet und die degenerierte, weiche und fettige Masse herausgeschält. Die Wunde wird genäht. Der Knochen verheilt meist recht schnell, er regeneriert sich, wächst wieder zusammen und bleibt fortan gesund.[3]

Die Vermeidung von Kieferherden
durch richtige Entfernung toter Zähne

Besser als die nachträgliche Beseitigung osteonekrotischer Bakterienherde im Kieferknochen ist es, diese gar nicht erst entstehen zu lassen. Da in den meisten Fällen tote Zähne der Grund für die Infektion des Kieferknochens und für die anschließende Herdbildung sind, müssen tote Zähne rechtzeitig gezogen werden, sobald sie Probleme bereiten. Die Orotox-Dentalanalyse hilft dabei, solche gesundheitsgefährdenden Zähne zu finden, von denen reichlich Verwesungsgifte abgegeben werden.

Wird ein sterbender oder gerade abgestorbener Zahn sofort gezogen, ohne eine Wurzelbehandlung durchzuführen, wird sich wahrscheinlich auch kein Bakterienherd im Kieferknochen bilden. Das Immunsystem wird bei der Extraktion alle im Zahnfach verbliebenen Bakterien abtöten, die Wunde wird verheilen und das Zahnfach allmählich mit neuem Knochengewebe ausgefüllt. Der Kieferknochen im Bereich dieser Zahnlücke bleibt gesund und herdfrei.

Wenn ein toter, wurzelgefüllter Zahn von einem virulenten Bakterienherd besiedelt ist, so infizieren diese Bakterien früher oder später das umgebende poröse Knochengewebe. Die Bakterien dringen über die Dentinkanälchen nach außen, über nicht ausgefüllte Wurzelkanäle und seitliche Verzweigungen, über winzige Ritzen und Spalten, wenn das Wurzelfüllmaterial nicht dicht an der Wand der Zahnwurzel abschließt. Auch an der Wurzelspitze können sich Bakterienherde festsetzen, besonders dann, wenn Wurzelkanäle unzureichend gefüllt sind und Hohlräume bestehen. Wird eines Tages der beherdete tote Zahn gezogen, so muß der

Zahnarzt das infizierte Bindegewebe des Zahnhalteapparats ausschaben. Auch das durch Bakterienherde aufgeweichte und abgestorbene Knochengewebe muß gründlich, jedoch behutsam entfernt werden, damit kein ostitischer oder osteonekrotischer Herd im Kieferknochen belassen wird. Besonders bei Patienten mit einem schwachen Immunsystem ist diese Vorgehensweise ratsam.

Wird auf das Ausschaben des abgestorbenen und weichen Gewebes verzichtet, so verheilt die Extraktionswunde, neuer Knochen wächst in das Zahnfach hinein und füllt dieses schließlich aus. Die Verheilung scheint abgeschlossen zu sein. Doch in der Tiefe des Kieferknochens kann ein Bakterienherd bestehen bleiben, von dem Bakteriengifte in den Körper streuen, die Nerven geschädigt werden und deren Funktion gestört wird. Dadurch können Wohlbefinden und Leistungskraft beeinträchtigt werden und auch schwere Herderkrankungen entstehen.

Vollständige Herdbeseitigung heißt, nicht nur einen wurzelgefüllten, mit virulenten Bakterien besiedelten toten Zahn zu ziehen, sondern zugleich die Bakterienherde im Kieferknochen samt des degenerierten aufgeweichten Knochengewebes auszuräumen. Ansonsten wird der Allgemeinzustand des Patienten unbefriedigend bleiben, auch wenn er nach der Entfernung des toten Zahnes zunächst eine deutliche Besserung, ja sogar eine Heilung erfahren hat. – Eine durchgreifende und anhaltende Genesung ist nur dann möglich, wenn *alle* Zahnherde *vollständig* entfernt werden, also auch Bakterienherde im Kieferknochen. Selbstverständlich müssen darüber hinaus alle anderen Lebensbedürfnisse erfüllt werden.

Die Vermeidung von Kieferherden

Osteonekrotische Herde im Kieferknochen entstehen, wenn tote Zähne mit Bakterienherden, seien sie wurzelgefüllt oder nicht, längere Zeit im Kiefer belassen werden, wenn Fäulnisbakterien aus dem toten Zahn das umliegende Knochengewebe infizieren und sich dort dauerhaft festsetzen. Die Ursache für das Absterben der Zähne ist wiederum in den meisten Fällen Karies, seltener Parodontitis, noch seltener Stürze und Unfälle. Die Vermeidung osteonekrotischer Herde erfordert somit die Verhütung von Karies und Parodontitis. Wie das zu erreichen ist, wird ausführlich in meinem Buch *Gesunde Zähne* erläutert.

Ein Patientenschicksal

Zum Abschluß dieses Kapitels sei zur Verdeutlichung noch ein Patientenschicksal angefügt:

Eine Patientin, 59 Jahre alt, hatte die Hälfte ihres Lebens unter wahnsinnigen Gesichtsschmerzen auf der linken Seite gelitten. Die Diagnose: Trigeminus-Neuralgie. Auf den Röntgenbildern des Gebisses war nie etwas Auffälliges zu erkennen gewesen, was auf einen Kieferherd hingedeutet hätte. Zahlreiche Behandlungen, auch mit Vitaminen, Antibiotika und Naturheilmitteln, brachten nichts. Einmal wurde sogar die Kieferhöhle operativ geöffnet, jedoch ohne Besserung. Schließlich konnte die Patientin auf dem linken Auge nicht mehr richtig sehen und hatte starke Schmerzen im Hinterkopf. Aufgrund des Verdachts auf einen Hirntumor wurde eine Computertomographie durchgeführt. Doch diese blieb ebenfalls ohne Befund. Später gelangte die Patientin in die Praxis des ganzheitlich orientierten Zahnarztes JOHANN LECHNER, dieser führte eine Cavitat-Ultraschalluntersuchung durch, fand eine Kieferostitis, beseitigte diese operativ und von da an verschwand die Trigeminus-Neuralgie vollständig, ebenso Sehschwäche, Lähmungserscheinungen und die Schmerzen im Hinterkopf.[4]

Unverständlicherweise übernehmen die Gesetzlichen Krankenkassen nicht die Kosten für die Cavitat-Ultraschalluntersuchung, obwohl diese die einzig verläßliche Untersuchungsmethode für derartige Herde ist. Wenn solche Herde im Kieferknochen unerkannt fortbestehen, leidet der Patient jahre- und jahrzehntelang, wahrscheinlich sogar sein ganzes weiteres Leben daran. Er ist wahrscheinlich öfter und längere Zeit arbeitsunfähig, verursacht hohe Kosten durch viele Arztbesuche und Untersuchungen, für Behandlungen und Medikamente, die alle keine Besserung bringen, weil die Ursache des Leidens bestehen bleibt. Mitunter wird er sogar gänzlich erwerbsunfähig und bezieht fortan eine Rente. Oft werden in Unkenntnis über die wahren Ursachen giftige Arzneimittel verschrieben, wodurch sich das Krankheitselend nur verschlimmert.

Es ist unsinnig, Geld bei verläßlichen Diagnosemethoden zu sparen, das gilt besonders bei Verdacht auf Herderkrankungen, die durch Herdbeseitigung mit geringen Kosten dauerhaft überwunden werden können. Es ist also falsch, an der falschen Stelle sparen zu wollen. Dadurch erhöhen sich nur die Kosten für die Krankenkassen.

Kapitel 4

Fremdkörper und Störfelder
im Kieferknochen

Den Wert unserer Gesundheit erkennen wir erst,
wenn wir sie verloren haben.

GEORG CHRISTOPH LICHTENBERG

Was ist ein Störfeld? Fremdkörper im Kieferknochen sowie
verlagerte, unvollständig entwickelte und zurückgebliebene
Zähne können auf die Nerven im Kiefer drücken und diese
in ihrer Funktion stören. Die Störfelder selbst bereiten meist
keine Schmerzen und keine Beschwerden, üben jedoch neurale Fernwirkungen auf andere Organe aus, beeinträchtigen
deren Funktion und führen mitunter zu schweren Erkrankungen. Störfelder können den Informationsaustausch über
das Nervensystem hemmen und blockieren, die Regelkreise
des Nervensystems übersteuern und zu vegetativer Erschöpfung führen, etwa zu Herzrhythmusstörungen und Neuralgien. Störfelder destabilisieren und schwächen den Körper.
Sie können über das Nervensystem die endokrinen Drüsen
beeinflussen und auf diese Weise den Hormonhaushalt des
Körpers stören, was zahlreiche Erkrankungen nach sich ziehen kann. Störfelder im engeren Sinne wirken also nicht toxisch, nicht bakteriell und auch nicht auf allergischem Wege.

Sie sind deshalb von Bakterienherden in toten Zähnen, im Parodontalgewebe oder im Kieferknochen zu unterscheiden, ebenso von Belastungen durch Verwesungsgifte oder toxische Dentalmaterialien.

Störfelder werden durch Betäubung der gestörten Nerven ausgeschaltet. Dabei kommt es mitunter zum sogenannten Sekundenphänomen, das heißt, Schmerzen und Beschwerden verschwinden auf einen Schlag und kehren erst mit dem Nachlassen der Betäubung zurück. Ja, manchmal ist sogar eine Besserung festzustellen, wenn sich die Membranfunktion der jeweiligen Nerven infolge der Betäubung und Entspannung regeneriert, so daß das Nervensystem wieder besser und vielleicht sogar korrekt arbeitet. Diese Entspannungseffekte werden bei der Neuraltherapie genutzt. Damit sollen sich die gestörten Regelkreise des Nervensystems wieder harmonisieren. Doch letztlich kommt es immer darauf an, das Störfeld, also die eigentliche Ursache, zu finden und zu beseitigen.

Welche Störfelder gibt es? Zunächst sind Fremdkörper im Kieferknochen zu nennen, wobei diese teilweise auch als Bakterienherd und Giftquelle wirken. Störfelder entstehen oft auch aufgrund der Gebißdegeneration:

1. *Wurzelbruchstücke.* Bei der Extraktion eines Zahnes kann die Wurzel abbrechen. Diese Gefahr besteht besonders bei toten Zähnen, deren Wurzel morsch geworden ist. Abgebrochene Wurzelstücke sind vollständig zu entfernen. Diese dürfen keinesfalls im Zahnfach verbleiben und von neuem Knochengewebe umschlossen werden, da die Dentinkanälchen der Wurzelbruchstücke von Fäulnisbakterien besiedelt werden, sofern sie es bei toten Zähnen nicht bereits sind. Diese infizierten Wur-

zelbruchstücke werden zu Bakterienherden, sie können Ostitis und Osteonekrose im Kieferknochen verursachen, die wiederum zu zahlreichen Erkrankungen führen (mehr darüber in Kapitel 1 und 3).

2. *Metallsplitter und Metallpartikel* im Zahnfach. Werden nach der Extraktion eines Zahnes andere Zähne präpariert, vielleicht gar metallischer Zahnersatz mit der Turbine bearbeitet, so können kleine Metallsplitter und Partikel vom Bohren und Schleifen in die Wunde gelangen. Diese werden dauerhaft in den Kieferknochen eingelagert.[1]

3. *Fremdkörper*: Wenn der Metallstift einer Wurzelfüllung über die Wurzelspitze hinausragt, können die Nerven im Kiefer gereizt werden. Manchmal werden sogar abgebrochene Exstirpationsnadeln im Wurzelkanal belassen, selbst wenn diese weit über die Wurzelspitze hinausragen. Ein solch schwerwiegender Fehler darf nicht passieren und ist durch sorgfältige Arbeit und Nachkontrolle zu vermeiden.[2]

4. *Überstopfte Wurzelfüllungen.* Wird die Füllung über die Wurzelspitze hinaus gestopft, kann der erhärtete Zement ebenfalls die Nerven reizen, vor allem wenn Kaudruck ausgeübt wird. – Überstopfte Wurzelfüllungen müssen unbedingt beseitigt werden, auch wenn der Zahnarzt dadurch doppelte Arbeit hat.

5. *Zahnimplantate.* Sie werden zu einem Störfeld, wenn sie zu tief gesetzt sind und bei Kaudruck auf die Nerven drücken, was neurale Störungen nach sich ziehen kann.

6. *Unvollständiger Durchbruch eines Zahnes, retinierte (zurückgebliebene) Zähne.* Oft bei Weisheitszähnen der Fall, wenn es infolge eines verengten Kieferbogens

oder zu großer Zähne an Platz mangelt. Ursache ist die Gebißdegeneration. Solche retinierten Weisheitszähne können vor allem im Unterkiefer Probleme bereiten und zu einem Störfeld werden, wenn diese auf die Nerven im aufsteigenden Kieferast drücken. Auch andere Zähne (meist Eckzähne) können in ihrer Entwicklung zurückgeblieben sein und manchmal gar nicht durchbrechen. Das Zahnsäckchen, ein embryonales Gewebe, aus dem sich langsam ein neuer Zahn entwickelt, bleibt bei diesen impaktierten Zähnen ganz oder teilweise erhalten und kann unter Umständen auf die Nerven drücken.[3]

7. *Verlagerte Zähne.* Diese wachsen verdreht oder schief aus dem Kiefer. Mitunter gibt es sogar querliegende impaktierte Zähne, die nur auf dem Röntgenbild zu erkennen sind. Solche degenerierten Zähne können ebenfalls als Störfeld wirken, wenn diese auf die Nerven im Kieferknochen drücken.

8. *Operationsnarben.*

Diagnose und Nachweis neuraler Störfelder
mittels Neuraltest

Die Diagnose neuraler Störfelder erfordert zunächst die Gebißuntersuchung und die Röntgenaufnahme des Gebisses. Zurückgebliebene und verlagerte Zähne werden erkannt, ebenso Fremdkörper wie Wurzelbruchstücke, überstopfte Wurzelfüllungen und zu tief gesetzte Metallstifte. Klagt der Patient über Beschwerden und Erkrankungen, so ist bei Verdacht eines neuralen Störfeldes an der fraglichen Stelle ein Betäubungsmittel wie *Novocain* (ohne gefäßverengende

Zusätze) zu spritzen.[4] Verschwinden die Schmerzen und Beschwerden, mitunter binnen weniger Sekunden (Sekundenphänomen), so ist der Nachweis des über die Nerven wirkenden Störfeldes erbracht. Solange die Betäubung anhält, bleibt der Patient von Schmerzen und Beschwerden befreit. Diese kehren erst wieder zurück, wenn die Betäubung nachläßt. Entsprechend schnelle Heilung ist möglich, wenn dieses Störfeld beseitigt wird.

Diese Erkenntnisse wurden von dem Arzt FERDINAND HUNECKE entdeckt. Der Zahnarzt ERNESTO ADLER nutzte als einer der ersten diesen Neuraltest, womit er zahlreiche sagenhafte Heilungen bewirken konnte. Die beeindruckenden Fälle aus jahrzehntelanger Praxis sind in seinem Buch *Allgemein-Erkrankungen durch Störfelder* dokumentiert.[5]

Verursachen zwei oder mehrere Störfelder die gleichen Beschwerden, so mißlingt allerdings der Nachweis, selbst wenn ein Störfeld mit einem Betäubungsmittel richtig eliminiert wurde. Deshalb müssen alle Störfelder erkannt und zugleich ausgeschaltet werden. Das ist jedoch in der Praxis ein schwieriges Unterfangen und erfordert viel Erfahrung.

Patienten, die mit Umweltgiften, Schwermetallen und Arzneigiften belastet sind, reagieren möglicherweise nicht mehr richtig auf den Neuraltest.[6] Auch Verwesungsgifte von Bakterienherden in toten Zähnen können die Nervenfunktion beeinträchtigen und die Aussagekraft des Neuraltests einschränken.

Gebißdegeneration ist heutzutage allgegenwärtig, obwohl sie bei richtiger Ernährung sowie regelmäßigem Sonnenbaden leicht zu vermeiden wäre, zumindest solange keine degenerativen Schäden von Eltern und Großeltern vererbt werden. Tiere kennen keine Gebißdegeneration, wenn sie natur- und artgemäß gefüttert werden. Sie erleiden jedoch degenerative Gebißveränderungen, wenn es dem Futter an Vitaminen und Mineralstoffen mangelt, wenn das Futter durch Erhitzung und Verarbeitung denaturiert wird. Auch der Mensch müßte sich nicht mit degenerativen Gebißveränderungen plagen, wenn zumindest während der Kindheit und Jugendzeit seine Ernährung natur- und artgemäß wäre.

Gebißdegeneration führt zur unvollständigen Ausbildung des Kiefers, so daß nicht mehr alle Zähne auf dem verengten Kieferbogen Platz finden und der Kieferorthopäde notgedrungen Platz schaffen und Zähne ziehen muß. Gebißdegeneration kann dazu führen, daß sich Zähne in ihrer Form verändern, daß sie zu groß oder zu klein werden, daß sie schief oder verdreht aus dem Kiefer wachsen, daß Weisheitszähne auf dem aufsteigenden Kieferast sitzen und womöglich auf die Nerven drücken. Zum Teil brechen die Zähne nur noch unvollständig oder sogar überhaupt nicht mehr durch.

Solche Störfelder können nur vermieden werden, indem vorbeugend die Gebißdegeneration verhindert wird. Ansonsten müssen Zahnfehlstellungen möglichst früh erkannt und kieferorthopädisch behandelt werden. Störende Zähne sind notfalls zu ziehen oder operativ zu entfernen. Bei Verdacht auf Störfelder ist der Neuraltest anzuwenden und bei positivem Befund sind diese Störfelder zu beseitigen.

Die Ernährung hat entscheidenden Einfluß auf die Gebißentwicklung. Bei fehlerhafter Ernährung werden dem Körper nicht die Mineralstoffe und Vitamine in ausreichender Menge zugeführt, die in der Kindheit und Jugend zum Aufbau eines gesunden und schönen Gebisses notwendig sind. Um die Gebißdegeneration zu vermeiden, sollte die Ernährung weitgehend aus Obst und Gemüse bestehen. Zu meiden sind Süßigkeiten und Fabrikzucker in jeder Form, desgleichen Weißmehlerzeugnisse und Backwaren, also all jene Nahrungsmittel, die zwecks Kariesverhütung ohnehin nicht gegessen werden sollten. Auch Pflanzenölen und konzentrierten Fetten fehlen Mineralstoffe und praktisch alle Vitamine, weshalb auf sie ebenfalls verzichtet werden sollte. Außerdem ist deren Fettsäurenprofil meist ungünstig und die Fettsäuren sind oft mehr oder weniger denaturiert, oxidiert und vernetzt, weshalb solche veränderten Fette gesundheitsschädlich sind.[7] Zu bevorzugen ist vielmehr der maßvolle Verzehr von frischen Nüssen und Ölsamen sowie von Ölfrüchten wie Avocados und naturbelassenen Oliven. Auch Gemüse, Grünblattsalate und Gemüsefrüchte haben ein ideales Fettsäureprofil bei einer beachtlichen Fettdichte (viele lebensnotwendige Fettsäuren, bezogen auf die Kalorien). Früchte enthalten meist nur wenig Fett, dafür mit einem guten Fettsäureprofil. Der reichliche Verzehr von Zucker und Weißmehlerzeugnissen, von raffinierten Ölen und konzentrierten Fetten, von Fleisch, Wurst, Käse, Quark und Eiern fördert Mangelerscheinungen, die sich schließlich in degenerativen Gebißveränderungen niederschlagen können.

Problematisch ist die Denaturierung der Nahrung, besonders mittels starker Hitze beim Backen, Braten und Frittieren. Vor allem ungesättigte Fettsäuren sind hitzeempfindlich.

Die Nahrung sollte deshalb vorzugsweise frisch und roh verzehrt werden. Das Garen ist schonend vorzunehmen, am besten ist das Dämpfen: Die Mineralstoffe bleiben erhalten und die Temperatur steigt nicht über 100° C.

Die UVB-Strahlung der Sonne regt die Vitamin-D-Bildung in der bestrahlten Haut an. Ein guter Vitamin-D-Status ist notwendig, damit im Darm Kalzium gut aufgenommen und in den Knochen und Zähnen eingelagert werden kann. Vitamin-D-Mangel über längere Zeit ist eine wesentliche Ursache für degenerative Gebißveränderungen. Starker Vitamin-D-Mangel ist bei Kindern und Jugendlichen weit verbreitet, und das nicht nur im Winter, sondern sogar im Sommer. Leider bleibt dieser Mangel oft unbemerkt. Außerdem ist der Vitamin-D-Bedarf neueren wissenschaftlichen Erkenntnissen zufolge weitaus höher als bisher angenommen (mehr darüber in meinem Buch *Sonnenlicht – das größte Gesundheitsgeheimnis*).

Eine weitere Ursache besteht in degenerativen Schäden, die von Eltern an Kinder vererbt werden und die auch nicht mit naturgemäßer Ernährung und gesunder Lebensweise der Kinder ungeschehen gemacht werden können. Deshalb sollten sich alle, die Kinder in die Welt setzen wollen, ihrer Verantwortung bewußt werden, ihre Erbmasse durch richtige Ernährung und gesunde Lebensweise zu bewahren, damit sie ihren Kindern und Kindeskindern das bestmögliche genetische Erbe weitergeben. Die Gebißdegeneration der heutigen Generation hat zu einem beträchtlichen Teil ihre Ursache in den Ernährungsfehlern der Eltern, Großeltern und Urgroßeltern (mehr über die Ursachen der Gebißdegeneration in meinem Buch *Gesunde Zähne*).

Zahnimplantate als Ursache für die Entstehung von Störfeldern und Bakterienherden

Fehlende Zähne können heutzutage durch Implantate ersetzt werden. Zahnimplantate sind allerdings nicht so harmlos, wie in Hochglanzbroschüren von interessierter Seite der Anschein erweckt wird. Durch Implantate können Herde und Störfelder entstehen. Bei Titan-Implantaten ist damit zu rechnen, daß Kieferknochen und Körper mehr oder weniger durch Titan belastet werden.

Bei der Implantation besteht zunächst die Gefahr von Komplikationen und Schädigungen:

- Blutungen und Blutergüsse (Hämatome).
- Verletzung der Nachbarzähne.
- Verletzung der Nerven im Kiefer beim Bohren (Traumatisierung, Betäubung, Fehlempfindungen wie Prickeln in Kinn und Lippe).
- Öffnung von Kieferhöhle und Nasenhöhle beim Bohren.
- Absterben des Knochengewebes infolge der Überhitzung beim Bohren und Fräsen, dadurch Bildung von osteonekrotischen Herden im Kieferknochen (mehr darüber in Kapitel 3).
- Kieferfrakturen beim Bohren und Setzen des Implantates oder infolge der Überlastung beim Kauen, da die Kraft nicht wie beim natürlichen Zahn gleichmäßig über die Haltefasern in den Kiefer, sondern ungünstig über ein Gewinde eingeleitet wird.

Darüber hinaus können Störfelder entstehen, wenn Zahnimplantate zu tief gesetzt werden und diese auf die Nerven im Kiefer drücken.

Nachdem der Implantatpfeiler eingeschraubt wurde, muß

das Zahnfleisch fest um den Pfeiler vernäht werden. Dennoch bleibt ein feiner Spalt zwischen Implantat und Zahnfleisch bestehen, über den Bakterien eindringen können. Anders als beim natürlichen Zahn, wo sich am Zahnfleischsaum zahlreiche Abwehrzellen befinden, die eine Bakterieninvasion in den Zahnhalteapparat verhindern, fehlt beim Implantat dieser Schutz.

Dringen Bakterien in den Spalt zwischen Zahnfleisch und Implantat ein, so entzündet sich bald darauf die Schleimhaut des Zahnfleisches. Man spricht von einer periimplantären Mukositis, die recht häufig vorkommt. Der Entzündungsherd verschlimmert sich, wenn sich am Implantatpfeiler Beläge bilden, wenn sich dort Gärungsbakterien und virulente Fäulnisbakterien festsetzen, welche die Schleimhäute und das Zahnfleisch mit ihren hochtoxischen Stoffwechselprodukten reizen und zunehmend schädigen. Es bildet sich eine Zahnfleischtasche. Der Entzündungsherd weitet sich aus und geht zunehmend in die Tiefe: Schließlich wird der Knochen infiziert und der Herd dehnt sich auf den Kieferknochen aus, worauf die Bakterien die Knochensubstanz zersetzen.[8]

Beträgt der Knochenschwund infolge einer solchen periimplantären Infektion weniger als einen Millimeter im ersten Jahr, wird das seltsamerweise als Erfolg gewertet, obwohl ein Herd entstanden und mit weiterem Knochenverlust zu rechnen ist.[9] Setzt sich der Knochenschwund fort, so kann sich das Implantat allmählich lockern. Das Implantat muß schließlich entfernt werden.

Das geschwundene Knochengewebe kann sich nicht regenerieren und die Verluste sind irreversibel, solange der Herd bestehen bleibt. Um weiteren Knochenverlust zu vermeiden, sollte die Explantation bei Lockerung des Implantats rechtzeitig erfolgen. Die Explantation ist allerdings mit einer lokalen Zertrümmerung des Kieferknochens verbunden und ebenso aufwendig und teuer wie die Implantation. Auf jeden Fall muß dabei der Herd vollständig beseitigt werden, damit sich gesundes Knochengewebe wieder aufbauen kann. Dies erfordert jedoch eine vitamin- und mineralstoffreiche Frischkost-Ernährung mit viel Obst und Gemüse sowie einen dauerhaft hohen Vitamin-D-Spiegel (mehr darüber in meinen Büchern *Gesunde Zähne* sowie *Osteoporose* und *Sonnenlicht, das größte Gesundheitsgeheimnis*).

Problematisch ist ferner, daß es bei Implantaten aufgrund des hohen Kaudrucks und der Gewindegeometrie zu Spannungsspitzen im umliegenden Knochengewebe kommt. Das Implantat ist nicht wie der natürliche Zahn an Haltefasern aufgehängt, die nur auf Zug beansprucht werden, die großflächig die Kräfte in den Kiefer leiten und den belasteten Zahn zentrieren. Hoher Kaudruck kann ebenfalls zur Lockerung des Implantats führen.

Herdbildung und Knochenverluste sind keinesfalls nur lokale Probleme, die auf den Kieferbereich des Implantates beschränkt bleiben. Vielmehr belasten die hochgiftigen Stoffwechselprodukte der Bakterien den gesamten Körper, wie wir in Kapitel 1 bis 3 erfahren haben. Der Patient verspürt zwar keine direkten Schmerzen in der Gegend des Herdes, höchstens, daß ihm das entzündete Zahnfleisch Beschwerden bereitet. Die Wirkung der Bakteriengifte kann allerdings selbst bei unauffälligen Herden schwerwiegend sein.

Doch mit den Folgeerkrankungen viele Jahre später werden die implantierenden Zahnärzte gewöhnlich nicht konfrontiert. Damit beschäftigen sich Allgemeinärzte, meist ohne die Implantate als mögliche Krankheitsursache zu berücksichtigen.

Jedes Zahnimplantat ist ein Fremdkörper, der die Nährstoffversorgung des Knochenkamms im Kiefer beeinträchtigt. Das kann leicht zu einem allmählichen Schwund des Knochenkamms führen. Besonders gefährdet ist der Frontzahnbereich mit seiner dünnen Knochenschicht.[10] Die Implantate scheinen dann gleichsam aus dem Kiefer herauszuwachsen, so wie bei Parodontose die Zähne immer länger werden. Das Parodontosegebiß sieht schon bei natürlichen Zähnen nicht schön aus, wenn jedoch bei einem Implantat aufgrund des Knochen- und Zahnfleischschwundes der schwärzlich gefärbte Titan-Pfeiler sichtbar wird, so ist das äußerst unansehnlich.

Bei natürlichen Zähnen wird im Gegensatz zu Implantaten das umliegende Knochengewebe auch über den Zahnhalteapparat mit Nährstoffen versorgt: Der Knochenkamm bleibt bei richtiger Ernährung und einem dauerhaft guten Vitamin-D-Spiegel erhalten.

Der Knochenkamm des Kiefers kann auch schwinden, wenn zu viele Implantate auf engem Raum gesetzt werden und die Nährstoffversorgung aufgrund der dichtstehenden Implantate beeinträchtigt wird. Der schmale Knochensteg zwischen den Implantaten genügt dann nicht mehr, die ausreichende Nährstoffversorgung der äußeren Knochenpartien sicherzustellen, die dann geradezu wegschmelzen.[11] Das Ergebnis ist das gleiche: Die Implantatpfeiler werden langsam sichtbar.

Für Implantatpfeiler stehen metallische und keramische Materialien zur Verfügung. Titan wird wegen seiner guten mechanischen Eigenschaften bevorzugt: hohe Zug- und Biegefestigkeit, hohe Bruchdehnung und ein dem Knochen ähnlicher Elastizitätsmodul, wodurch bei starker Kaubelastung Spannungsspitzen im Knochen in erträglichen Grenzen gehalten und eine Zerstörung der angrenzenden Knochenschicht vermieden werden. Außerdem wächst der Knochen fest an die Titanoberfläche an. An der Grenzfläche bildet sich Kalziumtitanat. Dadurch wird eine hohe Einheilungsrate und Festigkeit erreicht. Allerdings sind Titan-Implantate mit toxischen Belastungen verbunden, wie wir gleich sehen werden.

Keramische Materialien gelten hingegen als verträglich und ungiftig. Nachteilig ist bei spröder Aluminiumoxid-Keramik die geringe Biegefestigkeit, so daß Implantate bei starker Kaubelastung und Kieferdurchbiegung brechen können. Zirkondioxid-Keramik (Zirkon-Keramik, Zirkonium) ist demgegenüber für ein keramisches Material relativ bruchfest. Außerdem ist es zahnfarben, weshalb es bei schwindendem Kieferknochen im Unterschied zu Titan kaum wahrzunehmen ist. Die Einheilungsrate wird jedoch für Zirkon-Keramik mit 60 Prozent, für Titan hingegen mit 98 Prozent angegeben.[12] Zwischen Keramik-Implantat und Knochen bildet sich allenfalls eine Grenzschicht aus Bindegewebe, die durch Bewegungen beim Kauen immer wieder aufgerissen werden kann. Mittels einer aufgerauhten Oberfläche kann bei einigen Keramik-Implantaten die Haftung verbessert und damit die Einheilungsquote erhöht werden.

Problematisch ist der Spalt zwischen Keramik-Implantat und Knochen, in den Bakterien eindringen können. Die Bildung von Bakterienherden im Knochen wird dadurch erleichtert. Nachteilig ist auch die hohe Steifigkeit der Keramik gegenüber dem relativ elastischen Knochen, so daß bei starker Kaubelastung das umgebende Knochengewebe lokal durch Spannungsspitzen verschleißen und das Implantat sich dadurch allmählich lockern kann.

Bei Zirkon-Keramik ist mit einer durchschnittlichen Verlustquote von bis zu 50 Prozent im 2-Jahres-Zeitraum zu rechnen.[13] – Wahrlich keine guten Aussichten. Auch speziell entwickelte keramische Materialien brachten es in der Vergangenheit auf eine Mißerfolgsquote von immerhin 30 Prozent.[14]

Zurück zum Titan. Verwendet wird für Implantatpfeiler meist Reintitan, das höchstens 0,5 Prozent, meist weniger als 0,1 Prozent an anderen Metallen wie Eisen, Chrom, Kobalt und Nickel enthält. Titanlegierungen werden selten eingesetzt.[15]

Titan ist ein unedles, reaktionsfreudiges Metall, das sofort eine schützende, schwärzliche Oxidschicht bildet. Diese nur 2 bis 20 Nanometer dünne Schicht ist reaktionsträge und bremst die Korrosion. Dennoch können Titanpartikel allmählich in das umliegende Knochengewebe gelangen. Die Schutzschicht kann bei Kaubelastung durch Scherkräfte aufgebrochen werden, wodurch das unedle Titan erneut reagiert und winzige Titanpartikel in den Knochen gelangen. Sitzt das Titan-Implantat nicht völlig fest im Knochen, so daß es bei Belastung kleinste Bewegungen ausführen kann, droht bei jedem Biß die schützende Oxidschicht punktuell abgerieben zu werden. Aufgrund des Mikroabriebes wird der umgebende Kieferknochen zunehmend belastet.[16] Selbst bei festem Sitz können aufgrund der unterschiedlichen Elastizität von Knochen und Implantat bei Be- und Entlastung Scherkräfte entstehen, welche die Titanoxidschicht zerstören und die Titanoberfläche zunehmend verschleißen.[17] Es ist dabei „von einer nicht unerheblichen Korrosion des Titans auszugehen."[18] Titan kann auch durch Ionen der anliegenden Körperflüssigkeit korrodieren und in diese Flüssigkeit übergehen.[19]

Die Oberfläche der Implantat-Pfeiler wird aufgeraut, damit der Knochen an das Titan-Implantat anwachsen kann und festen Halt findet. Die Rauhtiefe beträgt 5 bis 100 Mikrometer. Aufgrund der porösen und vergrößerten Oberfläche kann mehr Titan aus dem Implantat gelöst werden.

Mit verschiedenen Beschichtungsverfahren wird versucht, eine verschleißfestere Schutzschicht herzustellen. Allerdings kann dadurch auch das Gegenteil eintreten. So konnte bei einem durch Titan-Plasma beschichteten Implantat eine 2,5fach höhere Freisetzung von Titan festgestellt werden. Es werden hierüber einander widersprechende Ergebnisse veröffentlicht, so daß Skepsis angebracht ist.[20]

Das gelöste Titan verbleibt jedoch nicht allein im Knochen. Makrophagen nehmen winzige Titanpartikel auf, zerlegen sie durch enzymatische Reaktion, bis ultrafeine Partikel und Titanmoleküle schließlich über Blut und Lymphe in den ganzen Körper gelangen und sich in allen Organen anreichern. Titanpartikel werden vermehrt extrazellulär zwischen Kollagenfasern und in der Nähe von Blutgefäßen festgestellt. Die in der Literatur bei Tierversuchen beschriebene Titanbelastung der inneren Organe unterscheidet sich in hohem Maße.[21] Bei einem Hund, dessen Implantat sich gelockert hatte, wurde eine deutlich über dem Mittelwert der Versuchsreihe liegende Belastung festgestellt. Auch beim Menschen konnte bei gelockerten Titan-Implantaten eine bis zu fünfzigfache Erhöhung des Titanspiegels im Blutserum gegenüber dem Normalwert gemessen werden. Dementsprechend werden alle Organe mit Titan belastet und langfristig geschädigt. Diese Schäden können bleibend und verhängnisvoll sein. Man denke nur an das empfindliche Gehirn, das durch Metallbelastung seine Funktionstüchtigkeit allmählich verlieren kann. Intelligenzminderung und im Endstadium Demenz sind die Folge.

Wie ist die Toxizität des Titans zu bewerten? Titanpartikel, kleiner als 5 Mikrometer, schaden Zellkulturen, während größere Partikel auch bei direktem Zellkontakt keinen Einfluß zeigen.[22] Titan ist somit in kleinen Partikeln ein Zellgift. Experimente mit großen Partikeln hingegen führen leicht zu dem falschen und gemeinhin akzeptierten Schluß, daß Titan generell unbedenklich und biologisch verträglich sei.

Titan kann Leukozyten und Lymphozyten schädigen. Die Bildung des Enzyms alkalische Phosphatase wird beeinträchtigt, wodurch sich die Knochenheilung verzögert.[23]

Liegt das Implantat teilweise in der Mundhöhle frei, weil sich der Kieferknochen zurückgebildet hat, so korrodiert das Titan an der Oberfläche und wird über den Speichel in den Körper eingeschwemmt. Korrosionsfördernd wirken Säuren, wodurch sich keine schützende Oxidschicht bilden kann (Fruchtsäuren, Essigsäure, Phosphorsäure in Cola-Getränken, Milchsäure im Belag auf der Titanoberfläche, die ein bis zwei Stunden nach jeder zucker- oder stärkehaltigen Mahlzeit wirksam ist). Die Titanabgabe kann im Versuch mit Säuren um ein Vielfaches, bei fluoridhaltigem Speichel sogar tausendfach gesteigert werden.[24] – Fluoride werden jedesmal mit fluoridhaltiger Zahnpasta und über Fluoridpräparate in hoher Konzentration in den Mund gebracht.

Äußerst aggressiv sind auch Desinfektionslösungen wie Chlorhexidin. Ihre Anwendung wird Implantatträgern empfohlen, um Bakterienkolonien im Spalt zwischen Zahnfleisch und Implantat-Pfeiler abzutöten, was jedoch nur unzureichend gelingt.

Sind im Gebiß außerdem noch Amalgam-Füllungen und Dentallegierungen vorhanden, werden auch dort Metall-Ionen durch diese Desinfektions- und Reinigungsflüssigkeiten herausgelöst, die den Körper zunehmend belasten. Diese Lösungen schädigen ferner Zahnfleisch und Zahnhalteapparat der natürlichen Zähne, wodurch wiederum Parodontitis an den natürlichen Zähnen begünstigt und weiterer Gebißverfall gefördert wird. Auch werden die giftigen Desinfektionsmittel kaum vollständig aus dem Mund gespült und ausgespuckt. Es bleiben Spuren zurück, die über die Mundschleimhäute aufgenommen und verschluckt werden.

Die Kombination von Titan-Implantaten und einer Prothesenkonstruktion aus anderen Metallen ist wegen der unvermeidlichen elektrochemischen Korrosion abzulehnen. Infolge der Korrosion werden ständig Metalle in den Körper eingeschwemmt. Das Ergebnis ist nicht nur eine Titanbelastung, sondern eine komplexe Metallbelastung des Körpers.

Der Toxikologe MAX DAUNDERER gibt bei Langzeit-Allergietests an, daß bei Titan mit Allergiequoten von 45 Prozent zu rechnen sei.[25] Titan verändert Proteine, sensibilisiert das Immunsystem, löst immunologische Reaktionen aus, schädigt Leukozyten und Lymphozyten. Dies ist mittels Lymphozyten-Transformationstest nachweisbar.

Auch Implantate zur Stabilisierung gebrochener Knochen ziehen oft unerwünschte immunologische Reaktionen nach sich. So konnte bei einer Untersuchung im Rahmen der Entfernung der Implantate nach verheilten Knochenbrüchen nachgewiesen werden, daß 70 Prozent der Patienten eine makroskopische und 100 Prozent eine mikroskopische Metallose (Titanbelastung) des Knochens hatten, wodurch sich unerwünschte immunologische Reaktionen ergaben.[26] In der Unfall-Orthopädie sind diese Implantate allerdings oftmals nicht zu vermeiden und können nach Verheilung der Knochen wieder entfernt werden. Auch sind Titanimplantate zur Fixierung gebrochener Knochen nicht derart vielen aggressiven Substanzen ausgesetzt wie eine Titanoberfläche im Mundraum.

Hinsichtlich des Allergiepotentials ist außerdem zu bedenken, daß Titan-Implantate nicht aus reinem Titan bestehen, sondern auch noch Spuren anderer Metalle enthalten, welche die Allergiequoten erhöhen. Zu nennen sind Nickel, Chrom und Kobalt.

Notwendige Maßnahmen bei Zahnimplantaten

Zahnimplantate bergen beträchtliche Risiken: die unvermeidlichen und mitunter erheblichen Belastungen durch Titan, das Risiko eines Störfeldes und die Bildung eines Bakterienherdes. Dadurch wird der Körper fortwährend mit Verwesungsgiften belastet und der Kieferknochen geschädigt. Deshalb sollte bedacht werden, ob man nicht einfach im Seitenzahnbereich mit einer Lücke leben kann oder ob sich anderer Zahnersatz anbietet, der unbedenklich ist.

Zahnimplantate täuschen schöne und gesunde Gebisse vor und werden aus ästhetischen Gründen bevorzugt. Doch dieser Vorteil kann sich mit zunehmendem Knochenschwund ins Gegenteil verkehren, wenn die häßlichen schwärzlichen Titanpfeiler zunehmend zutage treten. Auch ist zu bedenken, ob der wohl nur befristete ästhetische Gewinn die gesundheitlichen Risiken wirklich aufwiegt.

Fällt die Entscheidung trotz der vielen Gegenargumente zugunsten des Zahnimplantates aus, sind außerdem Kieferknochen und Gebiß für ein Implantat geeignet, und spricht auch die allgemeine gesundheitliche Verfassung nicht dagegen, so steht der Patient vor der Entscheidung, ob der Implantat-Pfeiler aus Titan oder Zirkon-Keramik bestehen soll. Titan heilt mit hoher Wahrscheinlichkeit ein, der Kieferknochen umschließt das Implantat in der Regel gut und wächst fest an die Titanoberfläche an. Langfristig ist allerdings mit einer mehr oder weniger hohen Titanbelastung des Körpers zu rechnen, die sich möglicherweise verhängnisvoll auf die gesundheitliche Verfassung und das Wohlbefinden auswirkt und die körperliche und geistige Leistungsfähigkeit beeinträchtigen kann. Bei entsprechender Titanbelastung des Gehirns besteht die Gefahr der Intelligenzminderung und der Demenz. Besonders kritisch sind leicht gelockerte Titan-Implantate wegen des erhöhten Abriebs. Außerdem sollten sich bei Titan-Implantaten keine weiteren Metalle im Gebiß befinden, damit elektrochemische Korrosion vermieden wird.

Bei Implantaten aus Zirkon-Keramik bestehen diese toxischen Risiken nicht. Allerdings haben Keramik-Implantate andere Nachteile: Relativ geringe Einheilungsquote, keine feste Verbindung von Knochen und Implantat, erhebliches Risiko der Lockerung des Implantats, dadurch erhöhtes Verlustrisiko. Da der Knochen nicht fest an das Implantat anwächst, besteht die Gefahr, daß bei der häufig auftretenden periimplantären Infektion Bakterien in den Spalt zwischen Knochen und Implantat eindringen und sich ein Bakterienherd im Kieferknochen bildet.

Um Komplikationen zu vermeiden, sollten Implantat-Träger täglich sorgfältig ihr Gebiß reinigen. Außerdem sind halbjährliche Nachuntersuchungen empfehlenswert: Dabei werden Zahnfleischtaschen ermittelt und gesäubert, die verschraubten Teile abgenommen und gereinigt, die Pfeiler auf ihre Tragfähigkeit geprüft und Verschleißteile wie Stoßdämpfer ausgewechselt. Es wird kontrolliert, ob der Biß noch stimmt und keine Überlastung besteht. Über die Knochensituation klären Röntgenbilder allerdings nur unzureichend auf.[27]

Lockert sich ein Implantat durch Knochenabbau, so ist das Implantat rechtzeitig zu entfernen, da ansonsten weiterer Knochenschwund droht. Diese Entfernung ist ein aufwendiger und teurer operativer Eingriff. Dabei dürfen keine Bakterienherde im Kieferknochen belassen werden, die sonst weiterhin gesundheitliche Probleme bereiten.

Es ist ratsam, den Zahnarzt vor der Implantierung eine Erklärung unterschreiben zu lassen, wonach er sich zur kostenlosen Entfernung des Implantats verpflichtet, falls durch das Implantat Komplikationen und Beschwerden entstehen (Störfeld, Herdbildung, toxische Belastung bei Titan). Wenn sich der Zahnarzt einer Entfernung des Implantats verweigert, so wird es für den Patienten schwer, einen anderen Zahnarzt zu finden, der es wieder herausoperiert. Schließlich möchte sich wohl kaum ein Zahnarzt an der Arbeit eines Kollegen vergreifen.

Kapitel 5

Fallbeispiele

Die Hölle ist die zu spät erkannte Wahrheit.

JOHN LOCKE

„23 Jahre blind. Schlechte Zähne gezogen – Frau kann wieder sehen", so lautet die Überschrift eines Artikels in der *Neuen Revue*. In ihm heißt es: „Als der Zahnarzt den Backenzahn gezogen hatte, schrie GUN THORESSON (53) plötzlich auf ... 23 Jahre war tiefe Nacht um sie gewesen. Seit der Zeit, als sie mehrere Amalgamfüllungen erhalten hatte. ‚Ohne Zweifel gibt es einen Zusammenhang zwischen Frau Thoressons Erblindung und der damaligen Zahnbehandlung', bestätigte Dr. OLGA SANDGREN vom Bezirkskrankenhaus in Skelleftea (Nordschweden) ... ‚Mit jedem Zahn, den wir der Patientin zogen, kehrte ein Teil ihres Augenlichts zurück.' " [1]

Ein durchtrainierter Mann, 36 Jahre alt, klagte über Antriebsschwäche und Lustlosigkeit. Die Freude an der Arbeit und am Sport ging verloren, das Training wurde zunehmend zur Quälerei und wurde aufgegeben. Das Befinden verschlechterte sich und das Schlafbedürfnis nahm zu; statt 7 bis 8 Stunden waren 10 bis 11 Stunden nötig. Hinzu kamen körperliche Schwäche und Gliederschmerzen wie bei einer starken Grippe ohne Fieber. Durch Bettruhe wurde keine Besserung erreicht. Später kamen Herzschmerzen hinzu. Mit der Zeit begann ein Zahn (Prämolar, Vormahlzahn) gelegentlich leicht zu schmerzen. Dieser war einige Monate zuvor an einem kleinen Defekt präpariert worden. Später stellte sich heraus, daß dabei die Pulpa traumatisiert wurde, sich unbemerkt entzündete und der kranke, langsam sterbende Zahn all diese Leiden verursacht hatte. Der Patient entschloß sich, diesen sterbenden Zahn lieber gleich ziehen anstatt eine Wurzelbehandlung durchführen zu lassen, worauf alle Beschwerden verschwanden. Der Mann erlangte seine frühere Gesundheit und Leistungskraft zurück (Nachbeobachtungszeit 10 Jahre).

Ein Schriftsteller erkrankte im Alter von siebzig Jahren trotz gesunder Ernährung an einer schweren Angina, dann folgten Nierenprobleme und er mußte zur Dialyse. Während des Krankenhausaufenthalts wurden mehrere Röntgenaufnahmen vom Gebiß gemacht. Diese zeigten zwei vereiterte Zähne und einen dadurch entstandenen Eiterherd im Oberkiefer. Die toten Zähne wurden entfernt, die Eiterherde im Kiefer ausgeräumt. Die Nieren waren entlastet und konnten sich regenerieren. Die Dialyse war nicht mehr nötig.

Ein Lehrer, 56 Jahre, klagte über chronische Rücken- und Gelenkbeschwerden, über Prostatabeschwerden und häufiges Wasserlassen, einseitige Kopfschmerzen, Vergeßlichkeit, über Hautentzündungen im Gesicht und um die Augen, über Druck in der Kieferhöhle, Zahnfleischentzündung und ein Gefühl im Mund, als würden schwache Ströme fließen. Letzteres lag daran, daß der Patient Inlays, Kronen und zwei Metallbrücken, bestehend aus unterschiedlichen Dentallegierungen, sowie Amalgamfüllungen trug. Dadurch kam es zu elektrochemischer Korrosion und entsprechenden Stromflüssen. Außerdem hatte der Patient tote Zähne, die gezogen wurden. Die vereiterten und abgestorbenen Gewebepartien im Kieferknochen wurden ausgeschabt und ausgefräst. Mit der Gebißsanierung und der Verwendung metallfreien Zahnersatzes aus Keramik und heißpolymerisierten Kunststoffen verschwanden alle Beschwerden, außer der Vergeßlichkeit. Die Sehkraft verbesserte sich wieder und die Brille wurde überflüssig.

Eine Patientin, 51 Jahre alt, fühlte sich lange Zeit schwach und schlapp, ohne Antrieb und dauernd niedergeschlagen. Mehrere Infekte führten zu sieben Wochen langer Arbeitsunfähigkeit, zuletzt mit einer hartnäckigen Bronchitis. Hinzu kamen chronische Schmerzen im Ober- und Unterkiefer auf der linken Seite. Der Arzt diagnostizierte eine Gesichtsneuralgie (Schmerzen der Gesichtsnerven) und verschrieb in Unkenntnis der Ursachen Psychopharmaka, welche die Patientin allerdings nicht einnahm. Nachdem ein toter Zahn gezogen wurde, besserte sich das Befinden etwas. Aber erst als noch ein zweiter toter Zahn entfernt und der übelriechende Bakterienherd im Kieferknochen beseitigt wurde, kam es zu einer vollständigen und dauerhaften Heilung binnen weniger Tage.

Ebenso fühlte sich eine Patientin, 52 Jahre alt, dauernd schlapp und energielos, sie litt unter niedrigem Blutdruck, oft unter Kopfschmerzen und fühlte Druck im Kieferknochen. Nach der Entfernung der Metallbrücken und der toten Zähne fühlte sie sich stark erleichtert und bald wieder energiegeladen. Die chronische Müdigkeit war verflogen, der Blutdruck normalisierte sich und auch der Druck im Kiefer verschwand.

Nachfolgend die lehrreiche Leidensgeschichte einer Lehrerin. Sie hatte bereits in der Jugend mehrere große Amalgamfüllungen und ab dem frühen Erwachsenenalter die ersten toten Zähne. Schlafprobleme stellten sich ein und es bestand ein großes Schlafbedürfnis. Die Leistungsfähigkeit verringerte sich, es kam zu Rücken- und Gelenkschmerzen, chronischen Harnwegsentzündungen, Hautallergien und Heuschnupfen, Herpes, Candida-Mykosen, Depressionen, Sprachstörungen, Augenflimmern und Gesichtszuckungen – alles typische Symptome, die auf eine Quecksilberbelastung durch Amalgamfüllungen und auf Verwesungsgifte aus Bakterienherden in wurzelgefüllten Zähnen hindeuten. Ab dem 35. Lebensjahr wurden die Amalgamfüllungen nach und nach ohne Schutzmaßnahmen entfernt und durch Palladium-Inlays ersetzt. Eine Goldkrone trug eine Metallbrücke aus verschiedenen Legierungen, die miteinander verlötet waren. Das Befinden verschlechterte sich weiter.

Mit 53 Jahren zeigte der Epikutan-Test eine Allergie auf Quecksilber, Amalgam, Palladium und andere Metalle. Vier Palladium-Inlays wurden ausgebohrt und durch große Kunststoff-Füllungen und Goldinlays ersetzt. Weitere Verschlechterung des Befindens und neue Beschwerden: Depressionen, Dauerschnupfen, Zungenbrennen, eine hochrote, chronisch entzündete Zunge, rote geschwollene Augenlider und Augenbrennen, als wäre immer feiner Sand in den Augen. Sehstörungen, Hörgeräusche, Benommenheit, Schwindelgefühle mit starkem linksseitigem Wegdrehen, vertrocknete Haut, dünne Haare, häufige Krämpfe in Füßen, Beinen und im Beckenboden. Nach dem Einsetzen von je einer Goldbrücke und Goldkrone verstärkte Hörstörungen, zeitweise sogar Hörverlust, Sehstörungen, häufige Albträume, minutenlange Lähmung der Beine, Zittern der Knie, starke und anhaltende Schwindelanfälle bei normalem Blutdruck mit Übelkeit und Kopfschmerzen. Mitunter Übelkeit auch beim Essen. Übelkeit und Kopfschmerzen besserten sich nur kurzzeitig nach mehrstündigen Spaziergängen an frischer Luft. Ausgeprägte Kälteempfindlichkeit. Im Winterhalbjahr ständig kalte Hände und Füße. Vermehrter Speichelfluß, Schilddrüsenbeschwerden, Beklemmungen, dauerhaft entzündete und gerötete Hautpartien, besonders im Gesicht. Chronisch schmerzhafte Schwellung der Halslymphknoten, Nierenbeschwerden. Von Jahr zu Jahr verstärkte sich das Gefühl, unaufhaltsam Lebensenergie zu verlieren. Der Arzt sprach von psychosomatischen Leiden und empfahl eine Psychotherapie. Mit der Entfernung von Goldbrücke und Goldkrone stellte sich sofort ein Gefühl der Erleichterung ein, die Seh- und Hörstörungen verschwanden, aber weiterhin Übelkeit beim Essen sowie Zahnfleischentzündung.

Die Störung des Gleichgewichtssinnes verschlimmerte sich. Langanhaltende Schwindelgefühle, selbst im Liegen, ein Aufstehen war manchmal nicht mehr möglich. Fortbewegung auf allen Vieren. Reichliches Trinken von Wasser linderte die Beschwerden kurzzeitig.

An einem toten Zahn mit einer Goldkrone sickerte monatelang aus einer Zahnfleischtasche ein übelriechendes Sekret. Eine Desinfektion half nicht. Die Patientin verlangte die Entfernung der Goldkrone, was der Zahnarzt nur unter Protest tat, weil die Krone intakt und in Ordnung schien. Unter dem Gold kam dunkles Metall zum Vorschein – vermutlich korrodiertes Amalgam oder Palladium. Der Zahnarzt bezeichnete das Vorgefundene als Pfusch. Nach gründlichem Ausbohren und Reinigen sofortige Erleichterung, tiefes Aufatmen und allmähliche Besserung der Gleichgewichtsstörungen. Der tote Zahn wurde jedoch erhalten und neu wurzelgefüllt.

Inzwischen 55jährig: ständig müde und kraftlos, Kreislaufschwäche mit Schwindelgefühlen und Gleichgewichtsstörungen, chronische Glieder- und Gelenkschmerzen, starke Abmagerung, Herzrhythmusstörungen, Schilddrüsenbeklemmungen, Nierenbeschwerden, Gelbfärbung der Haut, Brustschmerzen bei Tiefenatmung, dauernde Schwellung der Lymphknoten am Hals, Benommenheit im Kopf, Dauerschnupfen, geschwollene Augen, Augenflimmern, deutliche Verschlechterung der Sehkraft, langanhaltende Hautentzündungen, schlechte Wundheilung, und bei geringem Druck auf der Haut bildeten sich blaue Flecken. Der Zustand verschlechterte sich trotz mehrwöchiger Bettruhe. Schließlich wurde die Patientin bleich mit gelbgefärbter Haut und völlig entkräftet zum Zahnarzt gebracht, um einen toten Backenzahn entfernen zu lassen. Gleich nach der Extraktion fühlte sie eine enorme Erleichterung, die normale Gesichtsfarbe kehrte zurück, viele der genannten Symptome milderten sich, allerdings ohne durchgreifende Heilung. Es folgte die sorgfältige Entfernung eines zweiten toten Zahnes. Die Extraktionswunde verheilte nur langsam. Die Wunde wurde zweimal wieder geöffnet. Nach vier Wochen sichtbare Regeneration, merkliche Besserung des Allgemeinbefindens, tägliche Gewichtszunahme und Abklingen der genannten Symptome.

Mit 58 Jahren verschlechterte sich das Befinden erneut: Beginnend mit akuter Harnwegsentzündung mit Blasenschmerz und Nierenbeschwerden, totale Schwäche, Abmagerung (binnen zwei Wochen von 60 auf 47 Kilogramm bei 1,72 Meter Körpergröße), nach einer Woche geschwollenes, bläulich rotes, entzündetes Zahnfleisch, Fieberschübe mit starken Schweißausbrüchen in immer kürzerer Folge und immer höheren Temperaturen (zuletzt 40,2 ° C), Benommenheit, Taubheitsgefühle in den Händen. Nach zehn Tagen fiel die Keramikkrone eines wurzelgefüllten, nicht schmerzenden Zahnes ab. Der Zahnarztbesuch erfolgte wegen der Schwäche erst eine Woche später, als das Fieber morgens kurz auf 38 Grad gefallen war. Der Zahn war vereitert. Der Zahnarzt lehnte aber wegen des Fiebers und des außerordentlich schlechten Zustandes der Patientin die sofortige Entfernung des Zahnes ab. Sie verdeutlichte dem Zahnarzt verzweifelt den Ernst der Lage. Sie sagte, daß sie das Gefühl habe, allmählich ihre letzte Lebenskraft zu verlieren und zu verlöschen, wenn nicht dieser tote Zahn gezogen wird. Daraufhin entschloß sich der Zahnarzt, den toten Zahn zu ziehen. Die Behandlung mußte mehrfach unterbrochen und der Patientin eine Sauerstoffmaske gereicht werden. Der umgebende Kieferbereich, weiches, abgestorbenes Knochengewebe, schwärzlich und übelriechend, wurde gründlich ausgeschabt. Das Fieber sank sofort und die Körpertemperatur normalisierte sich. Der Allgemeinzustand besserte sich jedoch nicht. Die Nieren bereiteten weiterhin Beschwerden (der Urin war milchig-trüb, mit reichlich Bakterien und Blut). Ein Urologe konnte weder Stau, noch einen Tumor oder Steine feststellen. Eine Antibiotika-Behandlung schloß er wegen der starken Abmagerung aus, um eine Schädigung der Darmflora zu vermeiden. Einen Zusammenhang zwischen den Nierenbeschwerden und Bakterienherden in toten Zähnen konnte er sich nicht vorstellen. Die Patientin brauchte zur Regeneration über zwei Monate, bis sie endlich ihre Bettlägerigkeit überwunden hatte.

Als danach alle toten Zähne und Dentallegierungen entfernt waren und als auch eine Teilprothese aus Chrom-Kobalt-Molybdän-Edelstahl gegen eine metallfreie aus heißpolymerisiertem Kunststoff ausgetauscht wurde, verschwanden schließlich auch die gelegentlich auftretenden Nierenbeschwerden und das häufige Wasserlassen während der Nacht. Die Patientin konnte wieder durchschlafen. Seit ihrem sechzigsten Lebensjahr hat die Patientin aufgrund des sanierten Gebisses und einer gesunden Lebensweise alle Leiden überwunden. Sie fühlt sich seitdem so leistungsfähig und energiegeladen wie in ihrer Jugend, bevor die Leiden durch toxische Dentalmaterialien und Zahnherde begannen.

Doch mit 67 Jahren stellten sich erneut Beschwerden ein: Antriebsschwäche, Energieverlust, abnehmende Ausdauer und rasche Ermüdung, Ruhebedürftigkeit, schließlich Schmerzen im Nacken und im Rücken sowie neurologische Schäden: Beeinträchtigung der rechten Hand und Muskelschwund. Zufällig wurde entdeckt, daß ein ehemals vitaler, überkronter Zahn infolge einer Spaltkaries unbemerkt abgestorben war. Dieser Zahn hatte lange Zeit empfindlich reagiert und war danach für über ein Jahr unauffällig geblieben. Mit Beseitigung dieses toten Zahnes und des Herdes im Kieferknochen verschwanden alle Allgemeinsymptome. Nur die Nervenschäden und Probleme mit der Hand blieben bestehen. Aber auch hier trat nach etwa drei Monaten eine leichte Besserung ein.

Nachfolgend seien einige Fallbeispiele angeführt, über die der Zahnarzt ERNESTO ADLER in seinem Buch *Störfeld und Herd im Trigeminusbereich* berichtet. Diese Patientenschicksale zeigen, wie vielfältig Zahnherde und Störfelder wirken können.

Eine Frau, 70 Jahre alt, klagte monatelang über *Unwohlsein, Schwäche, Kraftlosigkeit und Gelenkschmerzen.* Die Untersuchung des Blutbildes ergab eine *Anämie* mit stark verminderter Anzahl roter Blutkörperchen (Erythrozyten). Keine der vielen medikamentösen Behandlungen war erfolgreich. Die Patientin war wochenlang bettlägerig. Bei einer zahnärztlichen Untersuchung wurden *zahlreiche Wurzelreste* festgestellt. Diese wurden samt Bakterienherden operativ entfernt. Das Befinden der Patientin besserte sich rasch, sie erholte sich und bereits nach zwei Monaten waren die Blutwerte wieder normal. Alle Beschwerden verschwanden und die Frau konnte wieder kilometerlange Spaziergänge unternehmen. – Dieses Beispiel zeigt, wie wichtig es ist, die wahren Ursachen eines Leidens zu erkennen und zu beseitigen, anstatt nur die Symptome zu behandeln.[2]

Ein Bauer, 60 Jahre alt, *erblindete* auf dem linken Auge aufgrund einer Keratitis, war ständig kraftlos und vegetierte nur noch dahin. Von Zeit zu Zeit fiel er in Bewußtlosigkeit und erholte sich nur langsam davon, tagelang war er bettlägerig. Kein Arzt konnte eine Diagnose stellen. Schließlich wurde der Patient an den Zahnarzt Dr. ADLER überwiesen, der einen toten Zahn entfernte. Dabei entleerten sich 20 ml Eiter, weil der Bakterienherd an der Wurzelspitze zur Kieferhöhle durchgebrochen war und sich dort viel Eiter ansammeln konnte. Die Beschwerden des Patienten verschwanden binnen weniger Tage, die normale Sehkraft des linken Auges war nach zwei Monaten wieder erreicht. Danach kehrte der Bauer zur Feldarbeit zurück, er konnte noch jahrelang vom frühen Morgen bis zum späten Abend körperlich arbeiten, ohne Ermüdung (die Zeit der Nachbeobachtung betrug sechs Jahre). – Bemerkenswert ist, daß der Patient während seines langen Leidens niemals Schmerzen auf der linken Kieferseite spürte. Hier zeigt sich, daß der Herd selbst keine Beschwerden bereiten muß, jedoch schwerwiegende Fernwirkungen ausüben kann.[3]

Ein Schneider, 23 Jahre alt, litt monatelang unter *Schmerzen im Bereich der Wirbelsäule* sowie unter *Schmerzen in den Händen*. Der Gebißzustand war gut, alle Zähne waren vital und gesund, einige hatten kleinere Füllungen. Die Röntgenaufnahme ergab vier *zurückgebliebene Weisheitszähne*. Diese wurden in zwei Operationen entfernt und gleich danach setzte eine durchgreifende Besserung ein. Während der neun Jahre der Nachbeobachtung konnte keinerlei Rückfall festgestellt werden. – Ein Beispiel für die Wirkung eines neuralen Störfeldes ohne jegliche Belastung durch einen Bakterienherd.[4]

Ein Fischer, 50 Jahre alt, litt unter *Sehstörungen* und einer leichten *Ataxie* (Störung der geordneten Bewegung in Form von ausfahrenden, schleudernden Bewegungen), so daß sich der Patient wie ein Betrunkener bewegte. Das Röntgenbild des Kieferknochens ergab die fortgeschrittene Auflösung der Wurzel eines toten Zahnes. Auch der Kieferknochen war weiträumig geschädigt, was sogar auf dem Röntgenbild zu erkennen war. Nach dem Ziehen des Zahnes und Ausräumen des osteonekrotischen Herdes folgte die Heilung.[5]

Eine Patientin, 29 Jahre alt, litt unter einer unklaren Erkrankung, anfangs dauernde *Müdigkeit, Herzrhythmusstö-*

rungen, *Zittern der Hände, Schlaflosigkeit und Abmagerung.*
Im Laufe der Zeit kam eine *Basedow-Erkrankung* hinzu mit
ausgeprägtem Exophthalmus (das Hervortreten des Augap-
fels aus der Augenhöhle), begleitet von starkem Gewichtsverlust. Die Behandlung durch Allgemeinärzte und Endo-
krinologen brachte keine Besserung. Das Röntgenbild des
Gebisses zeigte zwei querliegende, zurückgebliebene Eckzähne, die vom Zahnfleisch überdeckt und damit unsichtbar waren. Außerdem befand sich im Gebiß noch ein toter
Eck-Milchzahn. Nach der Beseitigung aller Herde kam es
zu einer Besserung, jedoch nicht zur Heilung. Die erneute Untersuchung des Gebisses ergab einen nunmehr toten
Zahn, der infolge der vorherigen Operation abgestorben war.
Erst nach Beseitigung auch dieses Herdes kam es zu einer
durchgreifenden Heilung.[6]

Eine junge Frau litt jahrelang unter Blasenschwäche. Alle
Therapieversuche waren nutzlos. Der Blasenschließmuskel
sollte operiert werden. Doch Dr. ADLER fand zwei zurückgebliebene Eckzähne, die unter den vier unteren Schneidezähnen lagen. Nach der Entfernung dieser retinierten Zähne
funktionierte die Blase wieder normal. Was wäre wohl passiert, wenn sich die Frau dieser nutzlosen Operation unterzogen hätte, während die wahre Ursache weiterhin bestanden
hätte?[7]

Eine Patientin, 35 Jahre alt, litt monatelang unter *Brechreiz, Herzstechen sowie Schmerzen* in der linken Schulter,
im Arm und Rücken. Ärztliche Untersuchungen blieben
ohne Befund. Nach Beseitigung eines Bakterienherdes im
Kieferknochen verschwand der Brechreiz am nächsten Morgen und die übrigen Beschwerden und Schmerzen binnen
einiger Tage.[8]

Ein Japaner litt jahrelang an „unheilbarem" *Durchfall*. All seine Arzt- und Klinikbesuche blieben ohne Befund und erbrachten keine Besserung. Der Patient verfügte über ein komplettes und kariesfreies Gebiß. Das Röntgenbild zeigte jedoch einen zurückgebliebenen, noch vom Zahnfleisch überdeckten Weisheitszahn, der entfernt wurde. Seit diesem Tag war der Patient von seinem Durchfall befreit.[9]

Mit einem „unheilbaren" *Ekzem* und einer geröteten Nase sah eine Köchin, 35 Jahre, aus wie ein Clown. Sie stand in Diensten eines Professors für Dermatologie, der alle bekannten Heilmethoden seines Fachs anwendete, doch ohne Erfolg. Sie kündigte ihre Anstellung. Eine zahnärztliche Untersuchung ergab eine Anomalie mit einem seitlich liegenden Weisheitszahn, einen stark beherdeten, toten Nachbarzahn sowie einen Entzündungsherd im Kieferknochen. Die beiden Zähne wurden gezogen, die Entzündung im Kiefer ausgeschabt und nach einigen Tagen heilte das Ekzem ab.[10]

Eine 45 Jahre alte Geschäftsfrau litt an einem in Schüben wiederkehrenden Ekzem an beiden Händen. Die Anwendung der üblichen Salben brachte keine Besserung. Die Röntgenaufnahme des Gebisses zeigte vier zurückgebliebene Weisheitszähne. Die Ekzeme verschwanden, nachdem alle Weisheitszähne entfernt worden waren.[11]

Eine Patientin, 30 Jahre alt, litt unter einem großflächig nässenden Ekzem hinter den Ohren. Der Juckreiz war qualvoll. Alle Behandlungen waren erfolglos. Der zahnärztliche Befund lautete: Gebiß mit fortgeschrittener Parodontose, ein toter Backenzahn, ein verschobener Weisheitszahn sowie eine umfangreiche Ostitis an den Wurzeln beider Zähne. Nach der Eliminierung all dieser Störfelder und Herde kam es zur vollständigen Heilung.[12]

Ein junger Mann litt unter *Epilepsie*. Vom 17. bis 22. Lebensjahr wurden die besten Neurologen konsultiert, auch im Ausland. Bei der Untersuchung des Gebisses fiel auf, daß kein Weisheitszahn sichtbar war. Röntgenbilder zeigten vier zurückgebliebene Weisheitszähne. Sie wurden gezogen, und von diesem Tag an war der Mann von seiner schweren Erkrankung geheilt.[13]

Leichtes *Fieber* bei einem 35jährigen Mann. Die Ursache: zwei Wurzelreste im Kieferknochen. Brücke und Wurzelreste wurden entfernt und daraufhin verschwand das Fieber.[14]

Ein 35jähriger Mann litt dauernd unter leichtem *Fieber*. Die ärztlichen Untersuchungen blieben ohne Befund. Röntgenaufnahmen des Gebisses zeigten jedoch zwei Wurzelreste im Oberkiefer, jeweils unter einer Brücke. Ein Herd hatte sich bis in die Kieferhöhle ausgedehnt. Nach Entfernung der Brücken wurden beide Wurzelreste herausoperiert und das Fieber verschwand [15]

Ein Patient, 35 Jahre alt, litt unter *Gelenkrheuma* und wurde erfolglos mit den üblichen antirheumatischen Arzneimitteln behandelt. Die Gabe von Kortikoiden verschlechterte seinen Gesundheitszustand. Der Mann verfügte über ein perfektes Gebiß mit 32 kariesfreien Zähnen. Doch das Röntgenbild zeigte einen Weisheitszahn, der infolge Platzmangels zu einem Störfeld geworden war. Außerdem hatte der Patient große Zahnfleischtaschen an einem anderen Weisheitszahn, die in eine Ostitis übergegangen sind. Beide Zähne wurden gezogen und der Kieferknochen von nekrotischem Gewebe befreit. Das Rheuma verschwand allmählich. Dieser Fall ist insofern bemerkenswert, weil er zeigt, daß sich auch in einem scheinbar vollkommenen Gebiß Herde und Störfelder verbergen können.[16]

Eine Patientin, 35 Jahre alt, litt unter einer schweren *Lymphknotenschwellung*. Ein Karzinom wurde vermutet. Sie hatte jedoch im Bereich einer Zahnlücke eine Osteonekrose im Kieferknochen sowie eine Ostitis an der Wurzel eines Backenzahnes. Dieser wurde gezogen und die geschädigten Knochenpartien entfernt. Die Geschwulst bildete sich binnen weniger Tage zurück und die Beschwerden verschwanden völlig.[17]

Eine 22jährige Friseurin litt ab dem dritten Monat ihrer Schwangerschaft unter büschelförmigem *Haarausfall*, der sich bis zur Kahlköpfigkeit steigerte, so daß die Patientin genötigt war, eine Perücke zu tragen. Ein retinierter und querliegender Weisheitszahn wurde gezogen und weitere Herde beseitigt. Daraufhin hörte der Haarausfall auf und die Haare wuchsen wieder so gut wie früher.[18]

Eine Zahnärztin, 32 Jahre alt, litt unter *halbseitiger Lähmung*. Die untersuchenden Ärzte konnten keine Ursache finden, zwei Neurologen stellten eine Enzephalitis unbekannten Ursprungs fest. Bei einer zahnmedizinischen Untersuchung wurden vier perfekt wurzelgefüllte Zähne festgestellt. Weitere Röntgenaufnahmen zeigten ein abgebrochenes Stück Nervnadel am Boden der Kieferhöhle, die beim Ausräumen des Nervenkanals abgebrochen und beim Wurzelfüllen in den Kieferknochen gepreßt wurde. Die abgebrochene Nadel mußte operativ entfernt werden. Innerhalb weniger Tage war die Patientin geheilt, alle motorischen Störungen waren verschwunden.[19]

Ein Telefonarbeiter, 30 Jahre alt, wurde vergeblich wegen *chronischer Hepatitis* (Leberentzündung) behandelt. Er hatte einen steifen Hals und konnte den Kopf kaum noch drehen. Das Gebiß war frei von Karies und Füllungen. Nur unter einer dünnen Schleimhautschicht war der an Platzmangel leidende Weisheitszahn zu sehen. Das Röntgenbild zeigte einen zurückgebliebenen, deformierten und schiefstehenden Weisheitszahn, der gegen den Nachbarzahn drückte. Hinter dem Weisheitszahn war zudem eine großräumige Zerstörung des Knochens zu sehen. Nach Entfernung des Zahnes und der degenerierten Knochensubstanz stellte sich der Patient zwei Wochen später erneut vor: Die Leberbeschwerden waren weg und er konnte den Kopf wieder drehen.[20]

Eine Patientin, 50 Jahre alt, ließ sich ihren Mund in Ordnung bringen. Bald danach bekam sie *Herzstechen und Beklemmungsgefühle*. Eine spätere Gebißuntersuchung durch einen anderen Zahnarzt mittels Röntgen zeigte am zweiten Prämolaren, der als Brückenträger diente, eine Auflösung der Wurzelspitze mit diffuser Entzündung des Kieferknochens um die Wurzelspitze. Brücke und Zahn wurden entfernt, der Kieferknochen vom Herd befreit, und die Beschwerden verschwanden daraufhin. – Dieser Fall ist exemplarisch dafür, wenn teurer Zahnersatz auf kranken oder toten Zähnen aufgebaut wird. Früher oder später bereitet dann der Herd gesundheitliche Probleme.[21]

Hierzu paßt auch das Schicksal einer 44jährigen Patientin, die seit ihrer Kindheit herzkrank war. Sie ließ sich alle toten Zähne ziehen und alle Herde beseitigen. Vier Tage später hatte sie keine *Herzbeschwerden* mehr.[22]

Ein Schneider, 58 Jahre alt, war *linksseitig gelähmt* und litt auf der linken Seite unter überaus *starken Kopfschmerzen*. Der Patient trug oben und unten eine Vollprothese, die Kiefer waren ohne Zähne. Doch die Röntgenaufnahmen zeigten Zahnherde auf der linken Seite. Nach der Herdbeseitigung verschwanden die Kopfschmerzen und die Lähmung besserte sich.[23] – Auch in zahnlosen Kiefern können sich Herde befinden.

Die wiederholte *Mandelentzündung* eines Patienten, 26 Jahre alt, begleitet von Schmerzen im Hinterkopf und Nacken, veranlaßte den behandelnden Arzt, eine operative Entfernung der Gaumenmandeln zu empfehlen. Die Röntgenaufnahme des Gebisses zeigte einen Weisheitszahn mit einer tiefen Zahnfleischtasche und einer tiefgehenden Entzündung des Kieferknochens. Die Herde selbst schmerzten überhaupt nicht und bereiteten keine Beschwerden. Der Zahn wurde gezogen und die geschädigte Knochensubstanz entfernt. Die Mandeln normalisierten sich bald wieder und der Patient gesundete vollkommen.[24]

Eine Hausfrau, 45 Jahre alt, litt unter geringerer Beweglichkeit der gesamten linken Körperseite. Die Ärzte empfahlen ihr die operative Entfernung der Eierstöcke, was sie glücklicherweise unterließ. Das Röntgenbild des Gebisses zeigte einen zurückgebliebenen und deformierten Weisheitszahn. Dieser wurde gezogen und alle Beschwerden verschwanden binnen zwei Wochen.[25]

Ein Bauer, 60 Jahre alt, litt unter *Ohrgeräuschen,* leichtem *Schwindelgefühl und Polyarthritis.* Auf dem Röntgenbild war ein kleiner Wurzelrest bei einem früher gezogenen Prämolaren zu sehen. Bei der Ausräumung dieses Wurzelbruchstücks zeigte sich ein großer Hohlraum mit weicher Substanz, der bis zur Kieferhöhle reichte. Nach Entfernung des weichen Gewebes kam es zur kompletten Heilung von allen Beschwerden.[26]

Eine Patientin, 30 Jahre alt, hatte infolge einer *Schilddrüsenerkrankung,* so die Diagnose, einen *Gewichtsverlust* von 15 Kilogramm erlitten. Auf dem Röntgenbild war ein schiefliegender Weisheitszahn mit einem Entzündungsherd an der Wurzelspitze zu erkennen. Dieser Zahn wurde entfernt und daraufhin verbesserte sich der Zustand der Patientin. Sie nahm schnell an Gewicht zu und hatte zwei Monate später wieder ihr Normalgewicht erreicht.[27]

Eine Patientin, 40 Jahre alt, klagte über äußerst starke *Armschmerzen*, vor allem nachts, so daß sie kaum schlafen konnte. Sie wurde deshalb wochenlang stationär in einem Krankenhaus behandelt, jedoch vergeblich. Die Gebißuntersuchung ergab einen zahnlosen Ober- und Unterkiefer, die Patientin trug seit Jahren eine Vollprothese. Die Röntgenaufnahme des vermeintlich zahnlosen Unterkiefers brachte jedoch eine Überraschung: ein zurückgebliebener Weisheitszahn. Nach dem Neuraltest war sie schmerzfrei und konnte erstmals wieder erholsam schlafen. Daraufhin wurde der störende Weisheitszahn entfernt und die Beschwerden verschwanden für immer.[28]

Eine pharmazeutische Assistentin, 25 Jahre alt, litt unter den gleichen Beschwerden, ihr schmerzte stark der Arm, besonders nachts. Keine Arznei brachte Linderung. Sie verfügte über ein herrliches kariesfreies Gebiß mit 31 Zähnen, wie man es bei Werbeanzeigen für Zahnpasta sehen kann. Das Problem lag jedoch beim 32. Zahn, einem umgedrehten Weisheitszahn, der auf die Nerven im aufsteigenden Kiefer drückte. Der Zahn wurde gezogen und eine vollständige Heilung trat ein.[29]

Eine Hausfrau, 48 Jahre alt, litt unter sehr starken *Schmerzen* im Nacken und im linken Arm. Sie hatte ein Lückengebiß und die Röntgenaufnahme zeigte Wurzelreste im Kiefer. Diese wurden einschließlich des geschädigten Knochengewebes operativ entfernt. Danach allmähliche Besserung.[30]

Ein Rechtsanwalt, 64 Jahre, litt unter *Ischiasschmerzen*, alle Behandlungen schlugen fehl. Sie verschwanden erst, als die beiden unteren zurückgebliebenen und deformierten Weisheitszähne entfernt waren. Nach zwei Jahren traten erneut leichte Störungen auf, so daß auch noch die beiden oberen Weisheitszähne gezogen werden mußten, die ebenfalls auf die Nerven drückten. Daraufhin stellte sich eine vollständige Heilung ein.[31]

Eine junge Frau, 21 Jahre alt, litt seit vielen Monaten unter starken *Kopfschmerzen* und Schmerzen der Nacken- und Rückenmuskeln. Sie verfügte über ein perfektes Gebiß ohne Karies und ohne Füllungen, die unteren Weisheitszähne waren jedoch zurückgeblieben und von Zahnfleisch überdeckt. Im Röntgenbild war zu sehen, wie sie auf die Nerven drückten, weil der Kiefer zu wenig Platz bot. Die Weisheitszähne wurden gezogen und die Schmerzen hörten schlagartig auf.[32]

Äußerst starke *Kopfschmerzen* machten einer Patientin, 35 Jahre alt, das Leben unerträglich. Keine Behandlung half. Die zurückgebliebenen Weisheitszähne und ein beherdeter toter Zahn wurden herausoperiert, und die Schmerzen verschwanden vollständig.[33]

Eine Rentnerin, 60 Jahre alt, litt unter einer schweren *Lebererkrankung*. Sie war schwach und kraftlos und hatte eine gelbliche Gesichtsfarbe. Auf der Röntgenaufnahme konnten Wurzelreste und Herde im Kieferknochen festgestellt werden. Durch Beseitigung aller Herde und Störfelder konnte der Zustand der Patientin deutlich gebessert werden.[34]

Eine 22jährige Frau klagte jahrelang über *migräneartige Anfälle*, die bis zu drei Tage dauerten. Im verdunkelten Zimmer, bettlägerig, bei totaler Blässe und stärksten Kopfschmerzen mußte sie diese Tage verbringen. Sie hatte ein kariesfreies Gebiß, aber deformierte Weisheitszähne, die nach einigen positiv ausgefallenen Neuraltests gezogen wurden. Danach litt sie nie wieder unter Migräne (bei acht Jahren Nachbeobachtung).[35]

Ein 15jähriges Mädchen hatte wochenlang *Rücken- und Nackenschmerzen*. Ihr Gebiß war kariesfrei, allerdings hatte sie Weisheitszähne, die auf die Nerven drückten. Der erste Zahn wurde entfernt und die Schmerzen verschwanden, sie kamen jedoch nach einigen Monaten wieder. Nun wurde auch der zweite Weisheitszahn gezogen und fortan war das Mädchen von ihren Schmerzen befreit.[36]

Ein Student, 18 Jahre alt, verlor von Zeit zu Zeit die Kraft in beiden Beinen, fiel zu Boden und mußte wegen seiner *Schwäche* für einige Tage das Bett hüten, wo er sich langsam wieder erholte. Er verfügte über ein kariesfreies und gesundes Gebiß, hatte jedoch vier verlagerte Weisheitszähne. Nach dem Ziehen dieser Zähne verschwanden alle Beschwerden.[37]

Ein Maurer, 64 Jahre alt, hatte seit vielen Monaten schwere *Schwindelanfälle*. Der Patient konnte keine 200 Meter mehr alleine gehen. Kein Arzneimittel brachte Linderung. Die Munduntersuchung ergab ein kariesfreies Lückengebiß mit Parodontose. Die Röntgenaufnahme zeigte eine große ostitische Zone vor und hinter dem Weisheitszahn. Dieser wurde gezogen und die Ostitis beseitigt. Die Heilung dauerte neun Tage und der Patient blieb fortan von seinen Schwindelanfällen befreit. Er konnte wieder kilometerlange Spaziergänge machen und das Allgemeinbefinden verbesserte sich außerordentlich.[38]

Sehstörungen bis hin zur Erblindung können durch störende Weisheitszähne verursacht werden.[39] Ein Getreidehändler, 60 Jahre alt, litt unter *Sehstörungen*. Mit der Entfernung eines zurückgebliebenen Eckzahns und einer Knochenzerstörung im Kiefer konnte der Patient auf einmal wieder klar und deutlich sehen.[40]

Ein Fabrikant, 50 Jahre alt, war auf dem linken Auge erblindet. Später erkrankte auch das rechte Auge. Die Diagnose lautete: Blutung am Glaskörper. Ein Zahnarzt entfernte ihm mehrere Zähne im Oberkiefer, allerdings die falschen. Es folgte die totale *Erblindung* auf dem linken Auge. Übersehen wurde das entscheidende Störfeld: Ein total impaktierter Zahn war noch im Unterkiefer. Zwei Monate nach der Entfernung dieses Zahnes begann die Heilung des Auges. Der Patient erlangte schließlich sein volles Sehvermögen zurück, das auch während der 15jährigen Nachbeobachtung erhalten blieb.[41] – Dieses Beispiel zeigt, daß die entscheidenden Herde und Störfelder gefunden und beseitigt werden müssen. Zähne dürfen auch nicht einfach auf Verdacht gezogen werden, sondern nur nach sorgfältiger Prüfung und soliden Befunden.

Ein Notar, 45 Jahre alt, litt unter chronischer *Stimmbandreizung* und vermochte seine Stimme schließlich nicht mehr richtig zu artikulieren (Aphonie). Es wurde ein zurückgebliebener Weisheitszahn sowie eine Kieferknochenentzündung entfernt. Die Stimme kehrte zurück und blieb während der zwölf Jahre dauernden Beobachtungszeit erhalten.[42]

Eine junge Frau, 24 Jahre alt, war seit dem 15. Lebensjahr *schwerhörig*, dann *taub* und später konnte sie auch nicht mehr sprechen. Alle neurologischen Untersuchungen und Nervenbiopsien blieben ohne Ergebnis. Die schließlich durchgeführte klinische Munduntersuchung ergab vom Zahnfleisch überdeckte Wurzelreste eines Backenzahnes vom Milchgebiß sowie unter Platzmangel stehende Weisheitszähne. Die Röntgenaufnahme zeigte außerdem eine diffuse Ostitis. Nachdem diese entzündete Knochenpartie entfernt war, fing die junge Frau an zu sprechen, natürlich mit Schwierigkeiten, denn seit acht Jahren konnte sie es nicht mehr. Das Gehör kehrte allerdings nicht mehr zurück, was vermutlich daran lag, daß das Störfeld zu spät entfernt wurde.[43]

Ein Hotelbesitzer, 58 Jahre alt, klagte über *Unwohlsein*, verbunden mit *Schwindelanfällen*. Ärztliche Untersuchungen brachten keine Ergebnisse, medikamentöse Therapieversuche blieben erfolglos. Die Ursachen bestanden in einem tiefkariösen Backenzahn sowie in der Wurzel eines Weisheitszahnes mit ausgedehnter Ostitis, welche den Boden zur Kieferhöhle bereits durchbrochen hatte. Die Herde wurden beseitigt und die Krankheit heilte während einer Woche aus.[44]

Eine Patientin, 40 Jahre alt, litt sieben Jahre lang unter zunehmenden *Schwindelanfällen*. Die Übelkeit zwang sie, tagelang im Bett zu liegen. Alle Behandlungen blieben ohne Erfolg. Bei der Munduntersuchung konnte ein gepflegtes Gebiß ohne Karies festgestellt werden. Das Röntgenbild zeigte einen Wurzelrest mit Knochenentzündung unter einer Brücke. Die pathologische Zone wurde ausgeräumt und die Patientin war nach einigen Tagen beschwerdefrei.[45]

Ein Patient, 50 Jahre alt, befand sich sieben Monate lang in fachärztlicher Behandlung wegen starken *Zitterns* beider Hände, verbunden mit *Kopfschmerzen*. Die Symptome erinnerten an die der Parkinson-Krankheit, was jedoch ausgeschlossen werden konnte. Der Patient hatte beiderseits im Ober- und Unterkiefer Wurzelreste und ausgedehnte Entzündungsherde. Nach der Herdbeseitigung auf der einen Seite verschwand das Zittern der Hände auf dieser Seite, nach Beseitigung der restlichen Herde auf der anderen Seite einige Tage später blieb auch diese Hand ohne Zittern. Außerdem verschwanden die Kopfschmerzen.[46]

Tote Zähne und Wurzelzysten können auch die Ursache für *Arthritis* in allen Gelenken sein, die nach der Herdentfernung abheilt, sofern keine andere Ursache besteht. So litt eine Patientin, 55 Jahre alt, unter *Polyarthritis,* weil sie mehrere tote, wurzelgefüllte Zähne hatte.[47]

Eine Frau, 35 Jahre alt, litt unter *Herzentzündung, rheumatischem Fieber und Polyarthritis*. Sie war schon seit vielen Monaten bettlägerig. Alle toten Zähne wurden entfernt, und bereits in der Praxis ging es ihr zunehmend besser; sie mußte von dem Tag an nicht mehr das Bett hüten und konnte später sogar ihre Brille weglegen, weil sie wieder wie früher sehen konnte.[48]

Keratitis (krankhaft vermehrte Bildung von Hornhaut; Hornhautentzündung des Auges) kann von toten Zähnen kommen.[49]

Auch die *Entzündung von Blase (Zystitis)* und *Nieren (Nephritis)* kann von toten Zähnen herrühren.[50] Dieser Zusammenhang besteht so häufig, daß bei einer *Entzündung des Harntraktes* stets nach Bakterienherden im Gebiß gesucht werden sollte.

Das *Nierenbluten* verschwand bei einem 37 Jahre alten Patienten, nachdem ein toter, unbehandelter Weisheitszahn gezogen wurde.[51]

Eine Geschäftsfrau, 30 Jahre alt, litt unter *Nierenentzün-*

170

dung und erhöhter Temperatur; einen Monat lang bettlägerig und ohne Besserung, trotz aller Therapieversuche seitens der Fachärzte, die die Ursache nicht erkannten. Doch schließlich wurde ein Zahnherd beseitigt und die Nierenentzündung verschwand binnen einiger Tage. Es gab keinen Rückfall mehr in den folgenden 26 Jahren.[52]

Eine 33jährige Patientin litt 12 Jahre lang unter Nierenentzündung und Nierenfunktionsstörung. Die Ursache: mehrere tote, wurzelgefüllte Zähne mit Herden im Kieferknochen. Nach Beseitigung aller Herde besserte sich allmählich das Befinden und das Leiden verschwand.[53]

Das *Blutbild* einer Frau aus Kolumbien, 45 Jahre alt, normalisierte sich nach Entfernung eines Wurzelrests und der entzündeten Kieferpartien.[54]

Entzündung der Bindehaut des Auges. Nach Entfernen des unbehandelten toten Zahnes heilte die Entzündung nach drei Tagen ab.[55] Selbst eine *Entzündung der Nasenschleimhaut* kann auf tote Zähne zurückzuführen sein.[56]

Fleischgeschwulst (Sarkom) am Arm eines 24 Jahre alten Mannes. Der Operationstermin zur Amputation des Armes stand bereits fest. Zuvor wurden alle toten, beherdeten Zähne gezogen. Die Geschwulst verschwand daraufhin und über 20 Jahre lang wurde kein Rückfall beobachtet. Der Mann konnte seinen Arm behalten.[57]

Eine *Geschwulst* am Brustbein sowie *Verdauungsstörungen und Durchfall.* Alle toten Zähne wurden entfernt und das Leiden verschwand allmählich.[58]

Ein Konstrukteur, 50 Jahre alt, litt unter einem *Ödem* der linken Hand, verursacht durch einen kariösen, toten Zahn. Nach dessen Entfernung verschwand das Leiden für immer.[59]

Kolikartige Gallenbeschwerden. Die Ursache: Ein toter Zahn.[60]

Sterilität und *Schwindelanfälle* bei einer 25jährigen Patientin. Die Ursache: Ein mit arsenhaltiger Paste abgetöteter Zahn.

Eine Patientin, 30 Jahre alt, litt unter einer *Venenentzündung*, mußte am Stock gehen und sich nach zehn Schritten ausruhen. Die Ursache: ein toter Schneidezahn mit Kieferknochenentzündung und Wurzelauflösung.[61]

Spastische Verstopfung, vollkommene Abmagerung, Kopfschmerzen, Depressionen. Die Behandlung mit Medikamenten verschlechterte das Befinden. Der Patient hatte im Oberkiefer einen wurzelgefüllten kleinen Schneidezahn mit Knochenentzündung. Nach der Herdbeseitigung verschwanden alle Leiden vollkommen. Dauerhafte Gesundung.[62]

Auch *psychische Störungen* (Aggressivität, Depressionen, Geräuschempfindungen, Neigung zum Weinen und zu Gefühlsausbrüchen, Verfolgungswahn) können ihre Ursache in toten Zähnen haben, jedoch auch in toxischen Dentalmaterialien.[63]

Eine Fülle weiterer Fallbeispiele und Patientenschicksale ließe sich anfügen. Es sei hierzu auf die Literatur verwiesen, auf ERNESTO ADLER: *Störfeld und Herd im Trigeminusbereich.* – GEORGE MEINIG: *Root Canal Cover-Up.* – ROSEMARIE MIEG: *Krankheitsherd Zähne.*

Eine Rentnerin berichtete dem Verfasser, daß sie sich ihr ganzes Leben lang nur gequält habe. Nach der Lektüre dieses Buches ließ sie ihr Gebiß sanieren und alle Zahnherde entfernen. All ihre Leiden sind daraufhin verschwunden. Sie sagte, sie fühle sich erstmals wieder so gut wie in ihrer Jugend und hätte das nie mehr für möglich gehalten.

Doch nicht immer kehren nach jahrzehntelangem Leiden jugendliche Leistungskraft und Gesundheit zurück. Oft hinterlassen Zahnherde bleibende Schäden. Zerstörte und abgestorbene Nerven können nicht regeneriert werden. Auch eine Krebserkrankung kann nur dann noch günstig beeinflußt werden, wenn alle Zahnherde rechtzeitig und vollständig beseitigt werden. Die Gebißsanierung darf nicht verzögert werden.

Eine 61jährige Krebspatientin berichtete dem Verfasser, daß ihr der Zahnarzt vier tote und beherdete Zähne gezogen hat. Ein ganzheitlich orientierter Zahnarzt konnte jedoch weitere acht Herde finden, die bisher übersehen worden waren und demnächst entfernt werden sollten, darunter einige osteonekrotische Herde mit Ostitis in zahnlosen Kieferpartien, eine abgebrochene Zahnwurzel und tote Zähne. Dieser Fall zeigt, wie oft Zahnherde übersehen werden und die Gefahr unterschätzt wird, die von toten Zähnen ausgeht. So wird oft wertvolle Zeit verloren, die bei Krebserkrankungen entscheidend für die Heilung und das Überleben sein kann.

Zahnherde sind stets ernst zu nehmen. Bei Verdacht ist unverzüglich eine gründliche Untersuchung durchzuführen, damit alle Herde gefunden und vollständig beseitigt werden.

Schluß

Die Erhaltung und Wiedergewinnung der Gesundheit erfordert ein gesundes Gebiß

Der Arzt darf nie vergessen,
den Menschen als Ganzes aufzufassen.

RUDOLF VIRCHOW

Spezialisierung ist auch in der Medizin notwendig. Doch diese Spezialisierung darf niemals dazu führen, den ganzen Menschen aus dem Blick zu verlieren. Gerade in der Zahnmedizin besteht die Neigung, das Augenmerk auf die Erhaltung der Zähne und der Kaufähigkeit des Gebisses zu beschränken. Dies ist auch richtig, solange die behandelten Zähne gesund und vital erhalten werden können und von den Dentalmaterialien keine toxischen Belastungen ausgehen. Wurzelbehandelte Zähne können jedoch, ebenso wie unbehandelte tote Zähne, große gesundheitliche Probleme bereiten, mit der Zeit zu schwerwiegenden degenerativen Erkrankungen und sogar zum vorzeitigen Tode führen. Um das zu vermeiden, müssen auch Zahnärzte den Menschen wieder als Ganzes auffassen, so wie es RUDOLF VIRCHOW, der Begründer der modernen Pathologie, gefordert hat.

Wir brauchen also eine ganzheitliche Zahnmedizin. Der Zahnarzt darf seinen Horizont nicht auf das Gebiß beschränken, er muß den ganzen Menschen und dessen langfristige Gesundheit bei all seinen Maßnahmen im Auge haben. Es ist ein zweifelhafter Gewinn, die Kaufähigkeit des Gebisses mit der Präparierung toter Zähne vorerst zu erhalten, dies allerdings langfristig zu Lasten der Gesundheit des Patienten. Die Zahnheilkunde verliert dadurch ihren Sinn. Denn die Heilkunde ist stets auf die Wiederherstellung der Gesundheit gerichtet. Alle Maßnahmen, die das Gegenteil bewirken, die den Patienten erkranken lassen, widersprechen dem Geiste der Heilkunde. Solche Maßnahmen sind nicht heilsam, sondern unheilvoll.

Bevor ein Zahnarzt eine Wurzelbehandlung durchführt, sollte er den Patienten umfassend über die Risiken und möglichen Folgen aufklären und gegebenenfalls auf die Literatur verweisen. Das ist auch deshalb notwendig, damit der Patient später bei chronischen Erkrankungen und schleichendem Verfall Zahnherde als mögliche Ursache in Erwägung ziehen und entsprechende Untersuchungen und Maßnahmen einleiten kann, bevor schwere Erkrankungen und vielleicht sogar unheilbare Schäden entstehen. Selbstverständlich sollten bei Wurzelbehandlungen nur die besten Methoden angewendet werden, um die Entwicklung eines Bakterienherdes zu verzögern und das Risiko von Herderkrankungen zu verringern.

Wir brauchen jedoch nicht nur eine ganzheitliche Zahnmedizin, sondern eine ganzheitliche Medizin überhaupt. Allgemeinmediziner und Fachärzte sollten über Herderkrankungen Bescheid wissen und ihre Patienten bei Verdacht auf Zahnherde an einen ganzheitlich orientierten Zahnarzt überweisen. Viele vermeintlich unheilbare Krankheiten könnten durch rechtzeitige Herdbeseitigung vollkommen geheilt werden. Welche gesundheitlichen Beschwerden der Patient auch immer haben mag, Zahnherde verschlimmern diese. Deshalb ist ratsam, bei chronischen Erkrankungen dem Patienten zunächst die Herdbeseitigung und vollständige Gebißsanierung zu empfehlen. Schon allein eine geringere körperliche und geistige Leistungsfähigkeit sollte Grund genug zur Herdbeseitigung sein, bevor eine schwere Erkrankung entsteht.

Es ist tragisch, daß Zahnherde weitgehend ignoriert werden. Kaum jemand möchte die Gefahren und Folgen von Zahnherden wahrhaben – viele Ärzte und Zahnärzte nicht, weil es beim Studium kein Thema war, viele Patienten nicht, weil sie schmerzhafte Behandlungen fürchten und sie den Verlust weiterer Zähne und teure Zahnprothesen vermeiden möchten. Selbst zahlreiche Patienten mit lebensbedrohlichen Herderkrankungen scheuen die Gebißsanierung, oft allein deshalb, weil ihnen nicht oder nicht eindringlich genug aufgezeigt wurde, daß die Stoffwechselprodukte der Fäulnisbakterien äußerst toxisch wirken und daß diese Verwesungsgifte bei ständiger Belastung jeden Menschen zugrunde richten, was nur eine Frage der alltäglichen Dosis und der Dauer ist.

Diese Ignoranz gegenüber Zahnherden kostet Millionen und Abermillionen von Menschen ihre Gesundheit und vielen schließlich sogar das Leben. „Wir verkürzen unser Leben durch Ignoranz." (HERBERT SPENCER)

Die Erhaltung und Wiederherstellung der Gesundheit erfordert ein gesundes beziehungsweise ein saniertes Gebiß, ohne kranke, sterbende oder tote Zähne, ohne Bakterienherde, ohne Herde und Störfelder im Kieferknochen, ohne Entzündungsherde im Zahnhalteapparat. Selbst ein zahnloser Kiefer ohne Herde hat den Vorzug, die Gesundheit nicht zu beeinträchtigen, wenn man von den Beschwerlichkeiten beim Umgang mit der Gebißprothese absieht.

Nur mit gesunden Zähnen, nur mit einem herdfreien Gebiß kann man gesund bleiben und ein unbeschwertes Alter genießen. – Natürlich müssen auch all die anderen Lebensbedürfnisse erfüllt werden, um die Gesundheit zu bewahren. Gesunde Lebensweise und Ernährung sind stets hilfreich, doch diese Bemühungen allein bleiben bei Zahnherden unbefriedigend. Zahnherde ruinieren langsam, aber sicher die Gesundheit.

> Die Welt ist wie ein Schachspiel;
> die Figuren sind die Phänomene des Universums,
> die Spielregeln nennen wir Naturgesetze.
> Den Spieler auf der anderen Seite sehen wir nicht.
> Wir wissen, sein Spiel ist immer fair,
> immer gerecht und geduldig.
> Wir wissen auch, er übersieht keinen Fehler,
> sie gehen auf unsere Kosten, bei Unwissenheit
> und Ignoranz übt er nicht die geringste Nachsicht.
>
> THOMAS HENRY HUXLEY

„Die Gesundheit beginnt im Kopf", sagt SENECA. „Die Gesundung beginnt mit der Kenntnis des Fehlers." – Deshalb sollte jeder über Zahnherde Bescheid wissen, wie sie entstehen und wie sie zu vermeiden sind (vor allem durch die Erhaltung gesunder Zähne, mehr darüber in meinem Buch

Gesunde Zähne), wie geschädigte Zähne mit vorsichtiger Präparation und unbedenklichen Dentalmaterialien in Pulpanähe gesund und vital erhalten werden können. Außerdem muß der Patient so viel über Zahnherde wissen, daß er sich bei Verdacht einen ganzheitlich orientierten Zahnarzt sucht. Nur dann ist es wahrscheinlich, daß krankheitsverursachende Herde auch gefunden und vollständig beseitigt werden. Ansonsten besteht die Gefahr, daß Zahnherde und damit die Ursachen der Erkrankungen unerkannt fortbestehen und sich der Zustand des Herdpatienten verschlimmert. Die Wahl des Arztes und Zahnarztes kann also über Heilung oder jahrzehntelanges Leiden, ja sogar über Leben oder Tod entscheiden.

Nur der sachkundige Patient wird nicht nachlassen in seinem Bemühen, bis er endlich von einem ganzheitlich orientierten Zahnarzt behandelt wird, bis die Herde gefunden und beseitigt sind. Unkundige und Unwissende werden ihr Leiden und ihren gesundheitlichen Verfall hinnehmen müssen.

Der Patient sollte nicht nur um die Gefahren und Folgen von Zahnherden Bescheid wissen, er muß auch über genügend Lebensenergie verfügen, um die Gebißsanierung in die Wege zu leiten. Denn Bakterienherde in den Zähnen rauben Antriebskraft. Wer zu lange wartet, läuft Gefahr, die nötige Entschlußkraft zu verlieren, die Gebißsanierung durchführen zu lassen. Auf den glücklichen Umstand, daß der Arzt oder der Zahnarzt auf Gebißsanierung drängt, sollte man sich nicht verlassen. „Das Leben duldet nichts in seinem Reich, das sich nicht selber helfen kann." (RALPH WALDO EMERSON)

„Bei Krankheiten ist nichts schädlicher als eine vorschnell verabreichte Medizin", mahnt SENECA. In der Tat werden auch bei Herderkrankungen oftmals unsinnigerweise Arzneimittel verschrieben und Behandlungen verordnet, ohne die wahren Ursachen zu erkennen und zu beseitigen. Doch dadurch verschlimmert sich das Leiden, einerseits weil die Ursache fortwirkt, andererseits weil Arzneimittel meist giftig und damit gesundheitsschädlich sind. Arzneigifte, die einen Gesunden zugrunde richten, können einem Kranken niemals zu wirklicher Gesundheit verhelfen. Und wenn ein Patient gesundet, so nicht wegen, sondern trotz der Arznei.

Es ist verkehrt, lediglich Symptome unterdrücken zu wollen. Es kommt vielmehr darauf an, die Krankheitsursachen zu erkennen und zu beseitigen, um dadurch dem Körper die Heilung zu ermöglichen und vorbeugend schwere chronische Erkrankungen zu vermeiden. Es sind die (wahren und letzten) Ursachen hinter den (vermeintlichen) Ursachen zu finden, wie es bereits HIPPOKRATES verlangt hat. Dazu gehört, die Gefahren von Zahnherden und die möglichen Herderkrankungen zu kennen. – Möge dem Leser die Lektüre dieses Buches dabei geholfen haben.

Die Gesundheit ist ein so kostbares Gut, daß die meisten ihren Wert erst erkennen, wenn sie sie verloren haben:

> Neun Zehntel unseres Glückes
> beruhen allein auf der Gesundheit.
> Mit ihr wird alles eine Quelle des Genusses:
> Hingegen ist ohne sie kein äußeres Gut,
> welcher Art es auch sei, genießbar.
>
> SCHOPENHAUER

Anmerkungen

Einleitung: Seite 17 – 26
Kranke Zähne – die Ursache vieler Erkrankungen
1. Zitiert nach *Schrot & Korn* 8/2001, S. 31 ff.

Kapitel 1: Seite 27 – 109
Kranke, sterbende und tote Zähne
1. ROSSAINT: *Ganzheitliche Zahnheilkunde.* S. 14.
2. SCHROEDER: *Pathobiologie oraler Strukturen.* S. 127 ff.
3. SCHROEDER: *Pathobiologie oraler Strukturen.* S. 127 ff.
4. STRITTMATTER: *Störfeld in Diagnostik und Therapie.* S. 18.
5. SCHROEDER: *Pathobiologie oraler Strukturen.* S. 127 ff.
6. SCHROEDER: *Pathobiologie oraler Strukturen.* S. 132 f.
7. GRAF: *Ganzheitliche Zahnmedizin.* S. 59.
8. SCHROEDER: *Pathobiologie oraler Strukturen.* S. 133.
9. SCHNITZER: *Zahnprobleme.* Band I. S. 74 ff.
10. *Die Zahnarztwoche*: Proxipulpine, das neue Überkappungs-konzept. 9/1999, S. 24. – www.proxident.com (2010).
11. DAUNDERER: *Klinische Toxikologie in der Zahnheilkunde.* DAUNDERER: *Handbuch der Amalgam-Vergiftung.* VIII – 2.2.6.1. – www.mensch-und-zahn.de (2010).
12. MEINIG: *Root Canal Cover-Up.* S. 29 ff.
13. GRAF: *Ganzheitliche Zahnmedizin.* S. 59.
14. DAUNDERER: *Handbuch der Amalgam-Vergiftung.* II – 9.6.1 sowie VIII – 2.2.6.1.
15. ZIFF: *Amalgam – Die toxische Zeitbombe.* S. 156 f.
16. GRAF: *Ganzheitliche Zahnmedizin.* S. 59.
17. GRAF: *Ganzheitliche Zahnmedizin.* S. 59. LECHNER: *Herd, Regulation und Information.* S. 86.
18. GULDENER; LANGELAND: *Endodontologie.* S. 437. Zitiert

nach NORBERT GUGGENBICHLER: Oft ignorierte Aspekte der Wurzelbehandlung – Entscheidungshilfen aus ganzheitlicher Sicht. *DAZ-Forum* Nr. 86, 4/2005.

19. SCHONDORF zit. nach ISSELS: *Mehr Heilungen von Krebs.*

20. RUBINSTEIN; KIM: Short-term observation of the results of endodontic surgery with the use of a surgical operation microscope and super-EBA as root-end filling material. *J. Endod.* 1999; 25(1): 43-48.

RUBINSTEIN; KIM: Long-term follow-up of cases considered healed one year after apical microsurgery. *J. Endod.* 2002; 28(5): 378-83.

MADDALONE; GAGLIANI: Periapical endodontic surgery: a 3-year follow-up study. *Int. Endod. J.* 2003; 36(3): 193-8.

GAGLIANI; GORNI; STROHMENGER: Periapical resurgery versus periapical surgery: a 5-year longitudinal comparison. *Int. Endod. J.* 2005; 38(5): 320-7.

ARX; GERBER; HARDT: Periradicular surgery of molars: a prospective clinical study with a one-year follow-up. *Int. Endod. J.* 2001; 34(7): 520-5.

ZUOLO; FERREIRA; GUTMANN: Prognosis in periradicular surgery: a clinical prospective study. *Int. Endod. J.* 2000; 33(2): 91-8.

CHONG; PITT FORD; HUDSON: A prospective clinical study of Mineral Trioxide Aggregate and IRM when used as root-end filling materials in endodontic surgery. *Int. Endod. J.* 2003; 36(8): 520-6.

KIM; SONG; JUNG; LEE; KIM: Prospective clinical study evaluating endodontic microsurgery outcomes for cases with lesions of endodontic origin compared with cases with lesions of combined periodontal-endodontic origin. *J. Endod.* 2008; 34(5): 546-51.

TSESIS; FAIVISHEVSKY; KFIR; ROSEN: Outcome of surgical endodontic treatment performed by a modern technique: a meta-analysis of literature. *J. Endod.* 2009; 35(11): 1505-11.

21. BÜHLER: Evaluation of root-resected teeth. Results after 10 years. *J. Periodontol.* 1988; 59(12): 805-10.
LANGER; STEIN; WAGENBERG: An evaluation of root resections. A ten-year study. *J. Periodontol.* 1981; 52(12): 719-22.
NEWELL: The role of the prosthodontist in restoring root-resected molars: a study of 70 molar root resections.
J. Prosthet. Dent. 1991; 65(1): 7-15.
22. BACKMAN: The incomplete root resection - case presentations. *Int. J. Periodontics Restorative Dent.* 1982; 2(3): 60-71.
23. LECHNER: *Herd Regulation und Information.* S. 86.
24. KUHNLEIN: Störfeld Zahn. *Raum & Zeit* 97/1999. S. 48 ff.
25. GRAF: *Ganzheitliche Zahnmedizin.* S. 59.
26. SCHRECKENBACH: Topas: Zahnherde finden, bevor sie Ärger machen. *Raum & Zeit* 115/2002. S. 33 ff.
27. MEINIG: *Root Canal Cover-Up.* S. 93 ff.
28. MEINIG: *Root Canal Cover-Up.* S. 97.
29. MEINIG: *Root Canal Cover-Up.* S. 25.
30. In der Regel werden normal wurzelgefüllte Zähne spätestens nach 10 bis 15 Jahren zu virulenten Bakterienherden, die oft erst nach langer Suche als Krankheitsursache gefunden und beseitigt werden können. SCHNITZER: *Zahnprobleme und ihre Überwindung.* Band I. S. 44.
31. LECHNER: Die unsichtbare Gefahr: Zahntoxine und Enzymhemmung. – www.topas-test.de/Gefahr.pdf (2010).
SCHRECKENBACH: *An jedem Zahn hängt immer auch ein ganzer Mensch.* S. 87. Innerhalb von 14 Tagen entwickelten sich bei der Frau Gleichgewichts- und Gehstörungen, nach zwei Monaten Erblindung, danach Koma und Tod nach zehn Monaten.
32. GRAF: *Ganzheitliche Zahnmedizin.* S. 59.
33. KARL KONRAD WINDSTOSSER: Das dentale Herdgeschehen in biologisch-medizinischer Sicht. *Zeitschrift für praktische Heilkunde und für die Einheit der Medizin* 3/1959.

34. WINDSTOSSER: Das dentale Herdgeschehen. *Zeitschrift für praktische Heilkunde und für die Einheit der Medizin* 3/1959.

35. ISSELS: *Mehr Heilungen von Krebs.*

36. SCHRECKENBACH: *An jedem Zahn* ... S. 87.

37. SCHRECKENBACH: *An jedem Zahn* ... S. 80 f.

38. MEINIG: *Root Canal Cover-Up.* S. 103 ff.

39. MEINIG: *Root Canal Cover-Up.* S. 25.

40. MEINIG: *Root Canal Cover-Up.* S. 75 ff.
    ISSELS: *Mehr Heilungen von Krebs.*

41. ISSELS: *Mehr Heilungen von Krebs.*

42. MEINIG: *Root Canal Cover-Up.* S. 108.

43. ISSELS: *Mehr Heilungen von Krebs.*

44. SCHRECKENBACH: Topas: Zahnherde finden, bevor sie Ärger machen. *Raum & Zeit* 115/2002. S. 33 ff.

45. MEINIG: *Root Canal Cover-Up.* S. 93 ff.

46. ISSELS: *Mehr Heilungen von Krebs.*

47. GRAF: *Ganzheitliche Zahnmedizin.* S. 59.

48. NORBERT GUGGENBICHLER: Oft ignorierte Aspekte der Wurzelbehandlung – Entscheidungshilfen aus ganzheitlicher Sicht. *DAZ-Forum* Nr. 86, 4/2005.

49. GRAF: *Ganzheitliche Zahnmedizin.* S. 59.

50. WINDSTOSSER: Das dentale Herdgeschehen. *Zeitschrift für praktische Heilkunde und für die Einheit der Medizin* 3/1959.

51. WARBURG: *Über die letzte Ursache und die entfernten Ursachen des Krebses.*

52. Das Retikulohistiozytäre System (RHS), früher auch Retikuloendotheliales System (RES), bezeichnet die Gesamtheit aller Zellen des retikulären Bindegewebes, einschließlich derer, die zu Phagozytose und Speicherung von Stoffen bzw. Partikeln befähigt sind (RHS-Zellen). Diese dienen als Teil des Immunsystems der Abwehr und Beseitigung von Abfall- und Fremdpartikeln sowie Krankheitserregern. Als antigenpräsentierende Zellen übernehmen diese Zellen auch Funktionen in der spezifischen Abwehr.

Das RHS bzw. RES faßt die phagozytierenden Zellen des Organismus zusammen, die zur zellulären Immunabwehr gehören. Das retikuläre Bindegewebe kommt nur in den sekundären lymphatischen Organen (Lymphknoten, Milz und lymphatisches Gewebe) sowie im Knochenmark vor. Aufgabe dieses Gewebes ist es, freien Zellen, vor allem Zellen des Immunsystems, einen Aufenthaltsraum zur Verfügung zu stellen.

53. ISSELS: *Mehr Heilungen von Krebs.*
54. WINDSTOSSER: Die ganzheitsmedizinische Behandlung Krebskranker und Krebsgefährdeter. *Nach einem auf der 19. Arbeitstagung der Deutschen Medizinischen Arbeitsgemeinschaft für Herdforschung und Herdbekämpfung am 8.6.1969 in Bad Pyrmont gehaltenen Vortrag.*
55. DAUNDERER: *Handbuch der Amalgam-Vergiftung.* II- 9.2.2.
56. MEINIG: *Root Canal Cover-Up.*
    GRAF: *Ganzheitliche Zahnmedizin.* S. 59.
57. ISSELS: *Mehr Heilungen von Krebs.*
58 MEINIG. *Root Canal Cover-Up.* S. 35.
59. LECHNER: *Herd, Regulation und Information.* S. 104 ff.
    ROSSAINT: *Ganzheitliche Zahnheilkunde.* S. 16 ff.
60. Siehe auch die in diesen Büchern zitierte Literatur:
    ADLER: *Allgemein-Erkrankungen durch Störfelder.*
    LECHNER: *Gesunde Zähne – gesunder Mensch.*
    MEINIG: *Root Canal Cover-Up.*
    MIEG: *Krankheitsherd Zähne.*
    STRITTMATTER: *Das Störfeld in Diagnostik und Therapie.*
    Der Arzt Dr. MÜLLER behauptet, daß 90 Prozent aller Dauerschäden an Nieren und Herz auf giftstreuende wurzelbehandelte Zähne zurückzuführen seien.
    Ärztliche Praxis 84/18.10.1994/6.
61. Eine geringere Kälteempfindlichkeit deutet auf einen Vitalitätsverlust des Zahnes (chronische Pulpitis). Auch Klopfempfindlichkeit kann auf eine Pulpitis hinweisen. Wärmeempfindlichkeit kann an einer lokalen Entzündung liegen.

Druckempfindlichkeit an der Wurzelspitze kann ihre Ursache in einer Pulpitis oder Restostitis haben. Kaudruckempfindlichkeit kann ebenfalls an einer chronischen Pulpitis liegen.

62. THOMSEN: *Odontogene Herde.* S. 83 f.

63. Wenn ein Zahn abstirbt, beginnt die Pulpa zu verwesen. Dabei verfault weitaus mehr organische Masse als bei einem wurzelgefüllten Zahn. Der Körper wird erheblich mit Verwesungsgiften belastet. Auch können sich lokale Beschwerden zeigen bis hin zur Bildung eines Abszesses. Um das zu vermeiden, ist ein abgestorbener Zahn umgehend zu ziehen oder eine Wurzelbehandlung durchzuführen.

64. LECHNER: *Herd, Regulation und Information.* S. 97 ff.
ROSSAINT: *Ganzheitliche Zahnheilkunde.* S. 34.

65. THOMSEN: *Odontogene Herde und Störfaktoren.* S. 24 f.
THOMSEN: Über die biokybernetische Verträglichkeit. *Biologische Zahnmedizin* 4/1988.

66. VOLL: *Wechselbeziehungen von odontogenen Herden zu Organen und Gewebssystemen.* S. 30.

67. KRAMER: *Lehrbuch der Elektroakupunktur.* S. 27 f.

68. KARL KONRAD WINDSTOSSER: Das dentale Herdgeschehen in biologisch-medizinischer Sicht. *Zeitschrift für praktische Heilkunde und für die Einheit der Medizin* 3/1959.

69. WINDSTOSSER: Das dentale Herdgeschehen.

70. Es handelt sich hierbei um ältere Zahlen. Dennoch dürfte die Zahl der Herde heute ebenso erschreckend hoch sein, zumal die Erhaltung toter Zähne heute weiter getrieben wird. Außerdem können heutzutage genauere Diagnosemethoden genutzt und damit mehr versteckte Herde gefunden werden. WINDSTOSSER: Das dentale Herdgeschehen.

71. ISSELS: *Mein Kampf gegen Krebs.* S. 76 f.

72. MEINIG: *Root Canal Cover-Up.* S. 164.

73. Die Endodontologie ist jenes Teilgebiet der Zahnmedizin, welches das Innere des Zahnes zum Gegenstand hat und meist auf Wurzelbehandlungen hinausläuft.

74. MEINIG: *Root Canal Cover-Up*. S. 164.
75. ALTMANN: *Patienteninformation*.
76. ALTMANN: *Patienteninformation*.
77. ALTMANN. Zitiert nach EBM: *Gift im Mund*. S. 55.
78. ALTMANN. Zitiert nach EBM: *Gift im Mund*. S. 59.
79. FUDALLA: Die fokale Erkrankung des Körpers. S. 155.
80. ADLER: *Allgemein-Erkrankungen durch Störfelder*. S. 216.
81. NÜRNBERG: *Dentogene Herdinfektion*. S. 21. Ursprungsquelle LEROY WATERMAN: *Assyrian Medicine in the Seventh Century*, 1925.
82. KUHNLEIN: Störfeld Zahn. *Raum & Zeit* 97/1999. S. 48 ff.
83. FUDALLA: *Die fokale Erkrankung des Körpers*. S. 26.
84. NÜRNBERG: *Dentogene Herdinfektion*. S. 25.

Kapitel 2: Seite 111 – 116
Parodontitis: Entzündungsherde im Zahnhalteapparat

1. LECHNER: *Gesunde Zähne*. S. 37. – Natürlich kann das höhere Infarktrisiko zu einem beträchtlichen Teil auch ernährungsbedingt sein, denn Fehlernährung, die zu Parodontitis führt, begünstigt auch Arteriosklerose und erhöht das Risiko für Herzinfarkt.
2. LECHNER: *Gesunde Zähne*. S. 37 f.
3. ADLER: *Allgemein-Erkrankungen*. S. 119 ff.

Kapitel 3: Seite 117 – 127
Herde im Kieferknochen

1. www.kieferostitis.de (2010).
2. www.hygeia.de/zahnherde (2010).
   www.dr-guggenbichler.de/cavitatsonographie.htm (2010).
3. LECHNER: *Gesunde Zähne*. S. 115 und 122 f.
4. LECHNER: *Gesunde Zähne*. S. 139.

Kapitel 4: Seite 129 – 148
Fremdkörper und Störfelder im Kieferknochen

1. MIEG: *Krankheitsherd Zähne.*
2. ADLER: *Allgemein-Erkrankungen durch Störfelder.*
   MIEG: *Krankheitsherd Zähne.*
3. MIEG: *Krankheitsherd Zähne.*
4. Procain, Novocain, Lidocain, Ultracain, Xyloneural, Impletol. Procain ist das Mittel mit der geringsten Toxizität und der kürzesten Halbwertszeit. MASTALIER: *Ganzheitliche Zahn-, Mund- und Kieferheilkunde.* S. 160.
5. ADLER: *Allgemein-Erkrankungen durch Störfelder.*
6. ADLER: *Allgemein-Erkrankungen durch Störfelder.*
7. CAMPBELL; CAMPBELL: *The China-Study.*
   ERASMUS: *Fat that Heal, Fat that Kill.*
   ESSELSTYN: *Prevent and Reverse Heart Desease.*
   GRAHAM: *The 80/10/10-Diet.*
   HORNE: *Cancerproof your Body.*
   ORNISH: *Program for Reversing Heart Disease.*
8. Der Zahnarzt HELGE R. RUNTE drückt sich vorsichtig aus, daß Entzündungen „um das gesamte Implantat herum keine Seltenheit sind." Siehe RUNTE: *Und an den Zähnen hängt der Mensch.* S. 69.
9. http://de.wikipedia.org/wiki/Zahnimplantat (2010).
10. http://de.wikipedia.org/wiki/Zahnimplantat (2010).
11. http://de.wikipedia.org/wiki/Zahnimplantat (2010).
12. DAUNDERER. www.toxcenter.de (2007).
13. http://de.wikipedia.org/wiki/Zahnimplantat (2007).
14. http://de.wikipedia.org/wiki/Zahnimplantat (2007).
15. MANUEL DA SILVA: *Osseointegration bei dentalen Implantaten.* Frankfurt 2002.
16. TANJA KELLER: *Osseointegration einer mit Plasma-Immersions-Ionen-Implantation behandelten Autokompressionsklammer aus Nitinol.* München 2004. S. 4.
17. Der Elastizitätsmodul ist ein Materialkennwert, der den Zu-

sammenhang zwischen Spannung und Dehnung bei der Verformung eines festen Körpers bei linearelastischem Verhalten beschreibt. Der Betrag des Elastizitätsmoduls ist um so größer, je mehr Widerstand ein Material seiner Verformung entgegensetzt. Ein Bauteil aus einem Material mit hohem Elastizitätsmodul (z. B. Stahl) ist steif, ein Bauteil aus einem Material mit niedrigem Elastizitätsmodul (z. B. Gummi) nachgiebig.

Der Elastizitätsmodul für Knochen beträgt 18 bis 21 GN/m^2, für Titan 105 bis 120 GN/m^2, für Zirkonoxid (ZrO) 200 GN/m^2 und Zirkondioxid (ZrO$_2$) 145 GN/m^2.

18. FERGUSON; LAING; HODGE: The ionisation of metal implants in living tissues. *J. Bone Joint Surg.* 1960; 42: 77-92

LAING; FERGUSON; HODGE: Tissue reaction in rabbit muscle exposed to metallic implants. *J. Biomed. Mater. Res.* 1967; 1(1): 135-149.

WOODMAN; JACOBS; GALANTE; URBAN: Metal ion release from titanium-based prothetic segmental replacement of long bones in baboons: Along-term study. *J. Orthop. Res.* 1984; 1(4): 421-430.

Zitiert nach ALEXANDRA EULERT: *Die Versorgung teilbezahnter und zahnloser Patienten mit dentalen Implantaten – Langzeitergebnisse und Nachuntersuchung des Patientengutes von 1989 bis 1997.* Würzburg 2001.

19. SCHLIEPHAKE; REISS; URBAN; NEUKAM; GRÜNAY: Freisetzung von Titan aus Schraubenimplantaten. *Z. Zahnärztl. Implantol.* 1991; VII, 6-10. Zitiert nach Keller, a.a.O. S. 90.

20. TANJA KELLER: *Osseointegration einer mit Plasma-Immersions-Ionen-Implantation behandelten Autokompressionsklammer aus Nitinol.* München 2004. S. 92. sowie die dort zitierte Literatur.

21. TANJA KELLER: *Osseointegration ...* S. 90 ff. sowie die dort zitierte Literatur.

22. EVANS: Cell damage in vitro following direct contact with fine particles of titanium, titanium alloy and cobalt-chrome-

molybdenum alloy. *Biomaterials* 1994; 15(9): 713-717. Zitiert nach KELLER: *Osseointegration einer mit Plasma-Immersions-Ionen-Implantation behandelten Autokompressionsklammer aus Nitinol.* München 2004. S. 92.

23. OSBORN; WILLICH; MEENEN: The release of titanium into human bone from a titanium implant coated with plasma-sprayed titanium. In: HEIMKE, SOLTÈSZ, LEE (Eds.): *Clinical Implant. Materials* 1990. Zitiert nach KELLER, a.a.O. S. 92.

24. GRAF: *Ganzheitliche Zahnmedizin.* S 86, 105 und 107 f.

25. DAUNDERER. www.toxcenter.de (2007).

26. VOGGENREITER; OBERTACKE; LEITING; ASSENMACHER; BRAUER: *Gewebereaktion auf Titanpartikel – Histologische Untersuchungen an Plattenbettgewebe* (LC-DCP).

„Die immunologische Gewebereaktion auf Osteosyntheseplatten aus Reintitan, eingesetzt zur Versorgung von Frakturen langer Röhrenknochen, wurde histologisch untersucht. Dazu wurde periimplantäres Gewebe im Rahmen der Metallentfernung bei 10 konsekutiven Patienten entnommen und mittels Immunhistochemie auf immunkompetente Zellen untersucht. 7 Patienten wiesen eine makroskopische, alle Patienten eine mikroskopisch nachweisbare Metallose auf. Die gefundenen Titanpartikel befanden sich zum größten Teil in CD68-positiven Makrophagen, die zum Teil MHC-Klasse-II-Moleküle exprimierten. Darüber hinaus fanden sich in Partikelnähe CD45RO-positive T-Lymphozyten, die teilweise Cluster bildeten und in wenigen Fällen auch CD8 + zytotoxische T-Lymphozyten. B-Lymphozyten ließen sich nicht nachweisen. Die Anwesenheit von Titanpartikeln wurde mit Hilfe einer REM-EDX-Analyse bestätigt.“

27. TETSCH; TETSCH: *Zahnärztliche Implantate.* S. 59 ff.

Kapitel 5: Seite 149 – 173
Fallbeispiele

1. *Neue Revue*, 11.11.1983. EBM: *Gift im Mund*. S. 77.
2. ADLER: *Allgemein-Erkrankungen durch Störfelder*. S. 146.
3. ADLER: *Allgemein-Erkrankungen*. S. 154 f.
4. ADLER: *Allgemein-Erkrankungen*. S. 81 f.
5. ADLER: *Allgemein-Erkrankungen*. S. 140.
6. ADLER: *Allgemein-Erkrankungen*. S. 299 ff.
7. ADLER: *Allgemein-Erkrankungen*. S. 116.
8. ADLER: *Allgemein-Erkrankungen*. S. 177 ff.
9. ADLER: *Allgemein-Erkrankungen*. S. 118.
10. ADLER: *Allgemein-Erkrankungen*. S. 60.
11. ADLER: *Allgemein-Erkrankungen*. S. 86 f.
12. ADLER: *Allgemein-Erkrankungen*. S. 125.
13. ADLER: *Allgemein-Erkrankungen*. S. 92 ff.
14. ADLER: *Allgemein-Erkrankungen*. S. 135 f.
15. ADLER: *Allgemein-Erkrankungen*. S. 135 f.
16. ADLER: *Allgemein-Erkrankungen*. S. 56 f.
17. ADLER: *Allgemein-Erkrankungen*. S. 231 f.
18. ADLER: *Allgemein-Erkrankungen*. S. 75 f.
19. ADLER: *Allgemein-Erkrankungen*. S. 287 f.
20. ADLER: *Allgemein-Erkrankungen*. S. 63 f.
21. ADLER: *Allgemein-Erkrankungen*. S. 252 ff.
22. *Ärztliche Praxis* 46/7.7.1994/7, zitiert nach KONZ. S. 1047.
23. ADLER: *Allgemein-Erkrankungen*. S. 157.
24. ADLER: *Allgemein-Erkrankungen*. S. 61 f.
25. ADLER: *Allgemein-Erkrankungen*. S. 77 f.
26. ADLER: *Allgemein-Erkrankungen*. S. 148 f.
27. ADLER: *Allgemein-Erkrankungen*. S. 298.
28. ADLER: *Allgemein-Erkrankungen*. S. 84 f.
29. ADLER: *Allgemein-Erkrankungen*. S. 85 f.
30. ADLER: *Allgemein-Erkrankungen*. S. 147.
31. ADLER: *Allgemein-Erkrankungen*. S. 54 f.
32. ADLER: *Allgemein-Erkrankungen*. S. 45 ff.

33. ADLER: *Allgemein-Erkrankungen.* S. 58 f.
34. ADLER: *Allgemein-Erkrankungen.* S. 176.
35. ADLER: *Allgemein-Erkrankungen.* S. 57 f.
36. ADLER: *Allgemein-Erkrankungen.* S. 47 f.
37. ADLER: *Allgemein-Erkrankungen.* S. 66.
38. ADLER: *Allgemein-Erkrankungen.* S. 175 f.
39. ADLER: *Allgemein-Erkrankungen.* S. 79.
40. ADLER: *Allgemein-Erkrankungen.* S. 104 f.
41. ADLER: *Allgemein-Erkrankungen.* S. 302 ff.
42. ADLER: *Allgemein-Erkrankungen.* S. 54.
43. ADLER: *Allgemein-Erkrankungen.* S. 137 f.
44. ADLER: *Allgemein-Erkrankungen.* S. 142.
45. ADLER: *Allgemein-Erkrankungen.* S. 143.
46. ADLER: *Allgemein-Erkrankungen.* S. 147.
47. ADLER: *Allgemein-Erkrankungen.* S. 217 f.
48. ADLER: *Allgemein-Erkrankungen.* S. 218 f.
49. ADLER: *Allgemein-Erkrankungen.* S. 226 f.
50. ADLER: *Allgemein-Erkrankungen.* S. 229 ff.
51. ADLER: *Allgemein-Erkrankungen.* S. 201 f.
52. ADLER: *Allgemein-Erkrankungen.* S. 60 f.
53. ADLER: *Allgemein-Erkrankungen.* S. 219 ff.
54. ADLER: *Allgemein-Erkrankungen.*
55. ADLER: *Allgemein-Erkrankungen.* S. 205.
56. ADLER: *Allgemein-Erkrankungen.* S. 224 ff.
57. ADLER: *Allgemein-Erkrankungen.* S. 214 ff.
58. ADLER: *Allgemein-Erkrankungen.* S. 214 ff.
59. ADLER: *Allgemein-Erkrankungen.* S. 89.
60. ADLER: *Allgemein-Erkrankungen.* S. 301 f.
61. ADLER: *Allgemein-Erkrankungen.* S. 204 f.
62. ADLER: *Allgemein-Erkrankungen.* S. 242 f.
63. ADLER: *Allgemein-Erkrankungen.* S. 161–171.

Literaturverzeichnis

ADLER, ERNESTO: *Allgemein-Erkrankungen durch Störfelder (Trigeminusbereich)*. 3. Auflage, Heidelberg 1983.

ADLER, ERNESTO: *Störfeld und Herd im Trigeminusbereich.* 5. erweiterte Auflage, Heidelberg 2004.

ALTMANN, LEOPOLD: *Zahnheilkunde – einmal anders.* Patienteninformationsschrift 1952.

ALTMANN, LEOPOLD: *Wie gut ist Amalgam?* Patienteninformationsschrift 1970.

ALTMANN, LEOPOLD: Herdgeschehen. *Der Praktische Arzt.* Wien 5/1965.

ALTMANN, LEOPOLD: Fokalallergie. *Zahnärztliche Praxis.* München 10/1975.

ALTMANN, LEOPOLD: Zur klinischen Pathologie der potentiellen Herde im Zahn-Kiefer-Bereich. *Österreichische Zeitschrift für Stomatologie*, 1/1975.

ALTMANN, LEOPOLD: Reale Aspekte in der Herdlehre. *Zahnärztliche Praxis*. München 4/1976.

ALTMANN, LEOPOLD: Fokal-Therapie vor Rheuma-Kur. *Ärztliche Praxis* 4/1963.

BECKER, WERNER: *Ganzheitliche Zahnheilkunde*. Balingen 2001.

BLAYLOCK, RUSSELL: *Health and Nutrition Secrets.* 2. Auflage Albuquerque 2006.

BRUKER, MAX OTTO: *Unsere Nahrung – unser Schicksal.* 23. Auflage Lahnstein 1991.

CAMPBELL, COLIN; CAMPBELL, THOMAS: *The China-Study. Startling Implications for Diet, Weight Loss and Long-term Health.* Dallas 2006.

DAUNDERER, MAX: *Autoimmungifte, Psychogifte, Giftherde.* Landsberg 1997.

DAUNDERER, MAX: *Handbuch der Amalgam-Vergiftung.* Landsberg 1996.

DAUNDERER, MAX: *Klinische Toxikologie in der Zahnheilkunde.* Landsberg 1995.

DAUNDERER, MAX: *Gifte im Alltag.* München 1999.

DIETRICH, ALFRED: *Propädeutik der ganzheitlichen Medizin und Zahnmedizin.* Heidelberg1998.

DJERASSI, ELENA: Fokalallergie und Sensibilisierungsvermögen des Organismus. *Österr. Zeitschrift für Stomatologie* 1/ 1976.

ENGELBRECHT; KÖHNLEIN; PANDIT; SACHER: *Die Zukunft der Krebsmedizin.* Weil der Stadt 2010.

ERASMUS, UDO: *Fats that Heal, Fats that Kill.* Summertown 1993.

ESSELSTYN, CALDWELL: *Prevent and Reverse Heart Desease. The Revolutionary, Scientifically Proven, Nutrition-Based Cure.* New York 2008.

FISCHER, MARTIN: *Death and Dentistry.* Springfield 1940.

FOELSING, ALBRECHT: *Der Mogelfaktor. Die Wissenschaftler und die Wahrheit.* Hamburg, Zürich 1984.

FUDALLA, SIEGFRIED GEORG: *Die fokale Erkrankung des Körpers.* Stuttgart 1950.

GASPER; HERBER; HÖPPNER; KEMENER; KÄMPER: *Chemie in Lebensmitteln.* 17. Auflage Köln 1982.

GAUTHIER,YVES: *Das Gesundheitsbuch für die Zähne.* Düsseldorf 1994.

GONDER, ULRIKE: *Fett!* 4. Auflage Stuttgart 2009.

GRAF, KARLHEINZ: *Ganzheitliche Zahnmedizin.* Stuttgart 2000.

GRAFTON, ANTHONY: *Fälscher und Kritiker. Der Betrug in der Wissenschaft.* Berlin 1991.

GRAHAM, DOUGLAS: *The 80/10/10-Diet.* Key Largo 2006.

GRÖDE, GERD: *Kostenfalle Zahnarzt. Über das Geschäft mit den Zähnen.* Berlin 1998.

GULDENER, PETER; LANGELAND, KAARE: *Endodontologie.* Stuttgart, New York 1982.

HALLER, ALBERT VON: *Gefährdete Menschheit. Ursache und Verhütung der Degeneration.* 8. Auflage Stuttgart 1994.

HENDRICKSON, LARS; BRANDT, DOROTHEA: *Zahnarztlügen.*
Norderstedt 2010.

HERMANN, ARMIN: *Wie die Wissenschaft ihre Unschuld verlor:
Macht und Mißbrauch der Forscher.* Stuttgart 1982.

HORNE, ROSS: *Cancerproof your Body.* Sydney 1996.

HOWELL, EDWARD: *Enzyme nutrition.* Wayne 1985.

ISSELS, JOSEF: *Mehr Heilungen von Krebs.*
2. Auflage Bad Homburg 1980.

ISSELS, JOSEF: *Mein Kampf gegen Krebs.*
Erinnerungen eines Arztes. München 1981.

KLEIN, THOMAS: *Osteoporose. Die folgenschweren Irrtümer der
Osteoporose-Medizin.* 2. Auflage Dresden 2009.

KLEIN, THOMAS: *Rückenschmerzen, Bandscheibenschäden und
Gelenkerkrankungen.* 2. Auflage Dresden 2008.

KLEIN, THOMAS: *Sonnenlicht – das größte Gesundheitsgeheimnis.* 2. Auflage Dresden 2010.

KLEIN, THOMAS: *Fluor – hochgiftig und gefährlich.*
Dresden 2011.

KLEIN, THOMAS: *Gesunde Zähne.* Dresden 2011.

KÖNIG, KLAUS: *Karies und Parodontopathien.*
Stuttgart, New York 1987.

KONZ, FRANZ: *Der große Gesundheitskonz.*
2. Auflage München 1995.

KRAMER, FRITZ: *Lehrbuch der Elektroakupunktur.*
Band I, 4. Auflage Heidelberg 1990.
Band II, 2. Auflage 1986. Band III, 2. Auflage 1988.

KRAMER, FRITZ: *Herde und Störfaktoren.* In: BECKER, WERNER:
Ganzheitliche Zahnheilkunde. Balingen 2001. Teil 3.

KUHNLEIN, ARNO: *Zahn und Zahnersatz: Energie-Räuber und
Krankmacher.* 2003.

LECHNER, JOHANN: *Herd, Regulation und Information.*
Heidelberg 1993.

LECHNER, JOHANN: *Gesunde Zähne – gesunder Mensch.*
München 2009.

MAES, WOLFGANG: *Streß durch Strom und Strahlung.*
5. Auflage Neubeuern 2005.

MASTALIER, OSKAR: *Ganzheitliche Zahn-, Mund- und Kiefer-heilkunde.* München, Wien, Baltimore 1995.

MEINIG, GEORGE: *Root Canal Cover-Up.* 4. Auflage Ojai 1996.

MIEG, ROSEMARIE: *Krankheitsherd Zähne.* München 1999.

MÜLLER, HANS-PETER: *Parodontologie.*
Stuttgart, New York 2001.

MUTTER, JOACHIM: *Amalgam – Risiko für die Menschheit.*
2. Auflage Weil der Stadt 2001.

NÜRNBERG, MANFRED: *Dentogene Herdinfektion, Zusammen-hänge zwischen Zahnerkrankungen und anderen Krankheiten.* Frankfurt 1995.

OBERBEIL, KLAUS: *Fit durch Mineralien und Spurenelemente.* München 1995.

ORNISH, DEAN: *Program for Reversing Heart Disease.* New York 1996.

PARK, ROBERT: *Fauler Zauber. Betrug und Irrtum in den Wissen-schaften. Wie wir reingelegt werden und wie wir uns schützen können.* Hamburg, Wien 2002.

PAULING, LINUS: *Das Vitamin-Programm.*
Topfit bis ins hohe Alter. München 1992.

PROELL, FRIEDRICH: *Zahnaufbau und Zahnverfall in Abhängigkeit von der Ernährung.* Leipzig 1956.

RAUE, H.: Therapieresistenz: Denken Sie an die Zahnfüllung!
Ärztliche Praxis 72/ 1980.

ROSSAINT, ALEXANDER: *Ganzheitliche Zahnheilkunde.*
4. Auflage Heidelberg 1997.

RUGG-GUNN, ANDREW; NUNN, JUNE: *Nutrition, Diet, and Oral Health.* Oxford 1999.

RUNTE, HELGE: *Und an den Zähnen hängt der Mensch. Das Wesen einer ganzheitlichen Zahnheilkunde.* Esslingen 2001.

SCHNITZER, JOHANN GEORG: *Nie mehr Zahnweh.* St. Georgen.

SCHNITZER, JOHANN GEORG: *Zahnprobleme und ihre Überwindung*. Band I und II. Friedrichshafen 2002.

SCHÖHL, HELMUT: *Gebißkrankheiten und Gesundheit. Ätiologie und Prophylaxe auf Stoffwechselgrundlage.* Uelzen 1994.

SCHRECKENBACH, DIRK: TOPAS: Zahnherde finden, bevor sie Ärger machen. *Raum&Zeit* 115/2002. S. 33 ff.

SCHRECKENBACH, DIRK: *An jedem Zahn hängt immer auch ein ganzer Mensch.* Homburg 2001.

SCHROEDER, HUBERT: *Pathobiologie oraler Strukturen. Zähne, Pulpa, Parodont.* 3. Auflage Basel 1997.

SCHUMACHER, GERT-HORST; SCHMIDT, HANS; BÖRNIG, HANS; RICHTER, WOLFGANG: *Anatomie und Biochemie der Zähne.* Berlin 1990.

STRITTMATTER, BEATE: *Das Störfeld in Diagnostik und Therapie.* Stuttgart 1998.

TACHA, MANFRED: *Zähne – Vorsorge, Behandlung, Kosten.* Berlin 1999.

TETSCH, PETER; TETSCH, BARBARA: *Zahnärztliche Implantate.* München, Wien 1992.

THOMSEN, JOACHIM: *Odontogene Herde und Störfaktoren, Diagnostik und Therapie mittels Elektroakupunktur nach Voll (EAV).* Uelzen 1985.

THOMSEN, JOACHIM: Über die biokybernetische Verträglichkeit von zwei neuen hochgoldhaltigen Dental-Legierungen der ÖGUSSA. *Biologische Zahnmedizin* 4/1988.

VOLL, REINHOLD: *Wechselbeziehungen von odontogenen Herden zu Organen und Gewebssystemen.* Uelzen 1973.

WARBURG, OTTO: *Über die letzte Ursache und die entfernten Ursachen des Krebses.* Würzburg 1966.

YIAMOUYIANNIS, JOHN: *Früher alt durch Fluoride.* Ritterhude 1991.

ZIFF, SAM; TILL, THOMAS; TEHERANI, DAVOUD; SCHIMMEL, HELMUT; ZAMM, ALFRED: *Amalgam – Die toxische Zeitbombe.* Waldeck 1985.

Über den Verfasser

Thomas Klein ist ein Sohn der Stadt Dresden und dort im Jahre 1964 geboren.

Von 1986 bis 1990 Maschinenbau-Studium an der Technischen Universität Dresden, danach Berufstätigkeit als Diplom-Ingenieur, nebenbei Studium der Nationalökonomie und der natürlichen Gesundheitslehre.

Seit 2004 tätig als Verleger und Sachbuchautor zur Verbreitung der natürlichen Gesundheitslehre. Bisher veröffentlichte Bücher:

- *Energieverlust und Krankheit durch Zahnherde*
- *Osteoporose – die folgenschweren Irrtümer der Osteoporose-Medizin*
- *Volkskrankheit Vitamin-B12-Mangel*
- *Rückenschmerzen, Bandscheibenschäden und Gelenkerkrankungen*
- *Sonnenlicht – das größte Gesundheitsgeheimnis*
- *Fleischverzehr. Die schwerwiegenden Folgen für Mensch, Natur und Umwelt.*

Aktuelle Angaben: www.hygeia.de

Sachwortverzeichnis

200

204

206

207

Verlagsanzeigen

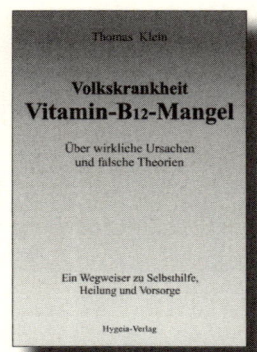

THOMAS KLEIN

Volkskrankheit
Vitamin-B12-Mangel

Über wirkliche Ursachen
und falsche Theorien

Taschenbuch, 136 Seiten
ISBN 978-3-939865-04-9

Vitamin-B_{12}-Mangel ist eine weit verbreitete, jedoch oftmals nicht erkannte Krankheitsursache. Die sich daraus ergebenden Beschwerden und Erkrankungen können vielfältig und schwerwiegend sein, unter anderem Antriebsschwäche, Apathie, Anämie, frühzeitiges Ergrauen der Haare, beschleunigte Alterung, allgemeiner gesundheitlicher Verfall, psychische Störungen, Depressionen, Abnahme des geistigen und körperlichen Leistungsvermögens, Vergeßlichkeit, Senilität, Demenz, unerklärliche Schmerzen infolge einer Nervenschädigung, Mißempfindungen, Taubheitsgefühle, Muskelzucken, Zittern, Hör- und Sehstörungen, Inkontinenz, Multiple Sklerose und Parkinson-Krankheit.

Bei anhaltendem Mangel ergeben sich früher oder später bleibende Schäden, weshalb bei Verdacht unverzüglich der Vitamin-B_{12}-Status überprüft und der Mangel schnellstens behoben werden sollte. Dieses Sachbuch informiert über verläßliche und untaugliche Analysemethoden, und auf welche Weise der Vitamin-B_{12}-Spiegel am wirksamsten angehoben werden kann.

Dieses Buch klärt auf über die Ursachen des Vitamin-B_{12}-Mangels und daß der reichliche Verzehr von Fleisch keinesfalls vor einem Mangel schützt, schließlich sind die meisten Mangelpatienten Fleischesser. Bei richtiger vegetarischer Ernährung ist hingegen kaum ein Mangel zu befürchten.

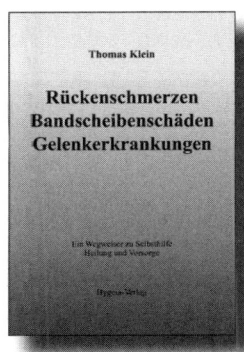

THOMAS KLEIN

Rückenschmerzen
Bandscheibenschäden
Gelenkerkrankungen

Ein Wegweiser zu Selbsthilfe,
Heilung und Vorsorge

Taschenbuch, 248 Seiten
ISBN 978-3-939865-07-0

Die Schädigung der Bandscheiben kann über viele Jahre vollkommen schmerzlos und ohne Warnung verlaufen. Schließlich kann sich unerwartet ein Bandscheibenvorfall ereignen, ausgelöst durch eine harmlose Bewegung. Die Rückenmarksnerven werden schmerzhaft gedrückt, und unter ungünstigen Umständen sogar abgequetscht mit der Folge einer Querschnittslähmung.

Doch Bandscheibenschäden sind kein Schicksal. Quälende Rückenschmerzen und Bandscheibenvorfall lassen sich vermeiden. Die Bandscheiben können sich auf natürlichem Wege regenerieren. Eine Operation hingegen bringt nur selten wirkliche Besserung, und die Wirbelsäulen-Chirurgie ist auch heute noch eine riskante Angelegenheit.

Auch die Gelenkknorpel können über viele Jahre unbemerkt geschädigt werden. Wenn sich die ersten Gelenkschmerzen melden, ist es schon ziemlich spät, aber oftmals noch nicht zu spät, um mit richtiger Ernährung sowie belastungsfreier Bewegung eine Regeneration der Knorpel bewirken zu können.

Niemand wird Krankheiten heilen können,
der nicht die wirklichen Ursachen kennt.

AURELIUS CORNELIUS CELSIUS

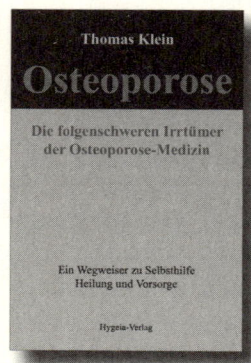

THOMAS KLEIN

Osteoporose
Die folgenschweren Irrtümer der
Osteoporose-Medizin

Ein Wegweiser zu Selbsthilfe,
Heilung und Vorsorge

Taschenbuch, 360 Seiten
2. überarbeitete und erweiterte Auflage
ISBN 978-3-939865-03-2

Osteoporose ist eine gefährliche Volkskrankheit. Sie bereitet über Jahre weder Schmerzen noch Beschwerden und wird deshalb meist unterschätzt. Unbemerkt schwindet die Knochenmasse und die Knochenstruktur löst sich auf. Die Gefahr eines verhängnisvollen Knochenbruches nimmt zu. Nicht nur alte Frauen sind betroffen, sondern zunehmend auch Männer und junge Menschen.

Osteoporose läßt sich jedoch auf einfache Weise vermeiden. Dieses Sachbuch vermittelt das Wissen für feste Knochen in der Jugend und im Alter. Das Buch gründet sich auf umfassende Recherchen der Fachliteratur. Es warnt vor schädlichen Arzneimitteln, den trügerischen Versprechen der Osteoporose-Medizin sowie vor populären, aber falschen Ernährungsempfehlungen.

Gesundheit beginnt im Kopf.
SENECA

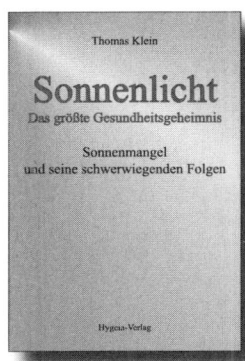

THOMAS KLEIN

Sonnenlicht

Das größte Gesundheitsgeheimnis

Sonnenmangel
und seine schwerwiegenden Folgen

Taschenbuch, 464 Seiten
2. überarbeitete und erweiterte Auflage
ISBN 978-3-939865-02-5

Sonnenlicht ist eines unserer wichtigsten Lebensbedürfnisse und durch nichts zu ersetzen. Sonnenlicht verhilft zu Gesundheit und Wohlbefinden, zu Tatkraft, Lebensfreude und geistiger Frische. Es verbessert die körperliche Verfassung, vor allem Muskelkraft und Ausdauer. Sonnenlicht trägt maßgeblich zur Verhütung und Heilung zahlreicher Erkrankungen bei. So kann – wie neuere Forschungen zeigen – mit einem dauerhaft optimalen Vitamin-D-Status das allgemeine Krebsrisiko um 75 Prozent gesenkt werden. Mit Hilfe der Sonne können viele vermeintlich unheilbar kranke Menschen wieder gesund werden. Hingegen erhöht sich durch Sonnenmangel die Krankheitsanfälligkeit und verringert sich die Lebensdauer. Auch falsche Beleuchtung kann auf längere Zeit zu schweren Erkrankungen führen.

Die Behauptung, Sonnenstrahlung verursache Hautkrebs, ist widerlegt – ein Mythos, von der Antisonnenlobby in die Welt gesetzt, um mit der Angst Geschäfte zu machen. Regelmäßiges und maßvolles Sonnenbaden kann bei richtiger Ernährung sogar das Hautkrebsrisiko senken.

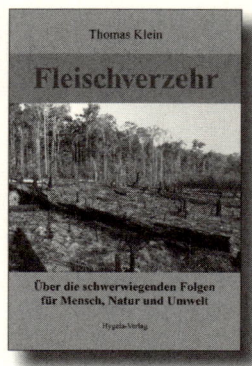

THOMAS KLEIN

Fleischverzehr

Über die schwerwiegenden Folgen
für Mensch, Natur und Umwelt

Taschenbuch, 114 Seiten
ISBN 978-3-939865-10-0

Der zunehmende Fleischverzehr führt zur Ausdehnung der Acker- und Weideflächen, damit zur Vernichtung von Wäldern und natürlichen Ökosystemen überall auf der Erde, zu Artensterben, Überweidung und Bodenerosion, zur Verschmutzung von Luft und Gewässern, zu Versteppung und Verwüstung ganzer Länder, zum Raubbau an Ressourcen und zur Freisetzung von Treibhausgasen in gigantischem Ausmaß.

Gefördert wurde diese Fehlentwicklung durch die jahrzehntelange Subventionierung einer naturzerstörenden und umweltverschmutzenden Landwirtschaft. Durch sozialistische, vermeintlich grüne Politik haben sich die ökologischen Probleme verschlimmert.

Dieses Buch zeigt, welch großen Einfluß die Art der Ernährung hat und was politisch zu tun ist, um einen Wandel zu bewirken, um Natur und Umwelt wirklich zu schützen, marktwirtschaftliche Effizienz zu gewährleisten und eine gesunde Ernährung zu fördern, ohne dabei die persönliche Freiheit anzutasten.

Wo ein Jäger lebt, können zehn Hirten leben,
hundert Ackerbauern oder tausend Gärtner.

ALEXANDER VON HUMBOLDT